解析伤寒论

程定斌　王永平　著

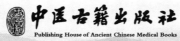 中医古籍出版社

Publishing House of Ancient Chinese Medical Books

图书在版编目（CIP）数据

解析伤寒论 / 程定斌，王永平著 . — 北京：中医
古籍出版社，2024.1

ISBN 978-7-5152-2341-4

Ⅰ . ①解… Ⅱ . ①程… ②王… Ⅲ . ①《伤寒论》–
研究 Ⅳ . ① R222.29

中国版本图书馆 CIP 数据核字（2021）第 215235 号

解析伤寒论

程定斌　王永平　著

责任编辑	张　磊
封面设计	艺点锦秀
出版发行	中医古籍出版社
社　　址	北京市东城区东直门内南小街 16 号（100700）
电　　话	010-64089446（总编室）010-64002949（发行部）
网　　址	www.zhongyiguji.com.cn
印　　刷	河北文曲印刷有限公司
开　　本	710mm×1000mm　1/16
印　　张	15.5
字　　数	180 千字
版　　次	2024 年 1 月第 1 版　2024 年 1 月第 1 次印刷
书　　号	ISBN 978-7-5152-2341-4
定　　价	78.00 元

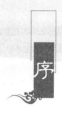

序

　　良相济世治国，良医普度众生。两位中医后生，天资敏悟，勤奋苦读，检医典而精求，对疾苦而悲悯，立志承岐黄之本，济世救民；博览中医文籍，勤读仲景《伤寒杂病论》，研究《内经》《脾胃论》《温病条辨》等大量经典，心读感悟，医理求真；遍访名师，博采众长，精益求精，风雨寒暑，历时廿余载，形成独到的见解。其博通义理，创新运用，践行中医与西医、传统医学与现代医学的优势互补，形成独特的临证辨证风格，尤其在治疗疑难病症方面颇有建树。

　　仲景之杂病，亡佚久矣。其论延绵数千年，方兴未艾，论之不尽，争论不息。今瘟疫肆虐，两位后生将其凝结半生心血之研究成果——《解析伤寒论》成书，献与同仁，济世仁德。

　　全书近二十万字，体例严格按张仲景原著逐条展开。行文流畅、逻辑缜密，中西医理论思想双向解读。临床示例，以现代理论论述经典的方式，令人耳目一新。其文短小精悍又不乏创意，属近年少有之佳作。故欣然为之序。

刘从明

二〇二一年五月

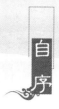

　　传统医学从《内经》时代就认识到自身体质的强弱是决定健康的主要因素，所谓"正气存内，邪不可干"，所以在预防和治疗中都是以修复、调整机体自身功能为主要手段。这一预防、治疗理念贯穿整个传统医学史，成为传统医学傲立于世界医学界数千年不败的法宝。《伤寒论》作为其中最耀眼的部分，更是制订了六经辨证理论这一简单、科学的方法，完美实现对正气总量和状态的判断，使得传统医学具有极大的科学性和可操作性。

　　疾病发生的主要原因是正气的缺位，正气不足和病理状态的阻隔是产生缺位的主要原因，所以调整正气和清除病理循环状态、最大可能地优化机体功能成为《伤寒论》的主要治疗方法。病机这一概念就是《伤寒论》对正气虚实和循环阻隔的综合认识，是诊断、治疗的关键，这是《伤寒论》最精华的部分，是贯穿《伤寒论》各个论断、方剂的灵魂。

《伤寒论》认为人体是一个结构紧密的整体，全身功能状态和循环状态高度一致，并且保持相对稳定，这两个因素构成了病机最主要的内容。所有的病证都以此为基础，所有的疾病都是随着正气衰退和病理状态的恶化而发生、发展的，改善这个病机状态，所有的病证也会相应改善。这个高度统一的整体状态可以用简单的分类方法判别标定，《伤寒论》六经辨证理论正是为标定这些不同的状态而制订。病机概念的出现使得科学标定个体体质成为可能，为个体化治疗提供了科学依据。这种近似辩证唯物主义系统论的整体观念成为《伤寒论》六经辨证理论体系的基础。

正气虚实，也就是人体功能状态是由构成人体的物质共同表现出来的。张仲景用六经辨证的方法全面整体认识人体的构成，从而精确分析个体体质的虚实差异。而对于病理状态的认识则是从阻碍正气的角度出发，总结出寒、热、蓄水、中寒、瘀血等简单、实用、易于把握的概念。

《伤寒论》通过触诊局部动脉了解个体虚实和循环状态，结合问诊、查体了解局部情况，在掌控全局的基础上明确病变性质、完成诊断。通过调整正气状态、清除循环障碍，最大限度调动人体机能来清除疾病。上述方法符合现代唯物辩证法，具有超前的科学性，对现代临床有极大的启示作用。

《伤寒论》通过六经辨证体系，把所有的临床问题归结到个体虚实和循环状态两个最根本的问题。用辩证唯物主义的观点结合现代科学来分析《伤寒论》，我们发现《伤寒论》与现代医学并不矛盾，而且《伤寒论》对疾病的认识更深刻、更全面。

《伤寒论》是开放的理论体系，具有强大的包容性，其他医学可对其不断充实、发展，正确理解和掌握《伤寒论》的精髓也必将促进现代医学的发展。

《伤寒论》用最简单的方法解决了关于人体健康的问题，其认知度远超西方医学，达到了现代医学无法企及的深度和广度，为现代医学提供了解决疑难的临床思路。

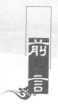
　　笔者从事西医临床工作多年，越发感觉现代医学理论与临床实践相差甚远，很是苦恼。偶然接触《伤寒论》，发现汉朝的张仲景早已认识到体质在发病过程中的决定性作用，并且通过判定、解决个体体质存在的问题实现健康目标。自此，十多年笔者手不释卷，逐渐认识到《伤寒论》与现代医学以技术手段治疗疾病的思路有很大差异，现代医学对疾病的认识有深度但不够完整，主要原因是忽视了机体体质这一重要因素。而《伤寒论》则因认识到疾病发生、发展中的主要矛盾而显得更加深刻。两者是互补的关系，临床工作中结合应用可显现出极大的优势。

　　笔者读过多个版本的《伤寒论》和注解之作，这些作品各有长处，但普遍缺乏对《伤寒论》的整体把握，理论依据也不适合现代人。笔者希望传统医学精髓更加平易近人，能够融入现代医学治疗、预防事业中，为人类的健康再做贡献。因此笔者对经典的解析主要突出以下几点：

一、笔者选择商务印书局版《伤寒论》（1965 年）为原文，因为笔者认为这一版本更加接近《伤寒论》本意，并且逐条排号的特点也方便进行条文对比。正文中强调一条一条详解原文，条条落实到临床实际，避免断章取义。

这一版本的《伤寒论》绝大部分的内容呈现的是结构合理、逻辑严谨的理论体系，而小部分内容则与中心理论差距很大，甚至格格不入。笔者认为这应是后世的错误认识干扰造成的。对此笔者逐一指出，并且分析其中原因，最大可能复现《伤寒论》原本之意。这部分内容主要用于修复《伤寒论》的整体结构。

二、文中涉及《内经》《温病条辨》等中医典籍的观点很多，笔者的部分观点也与传统理论有差异。正文中笔者用较大篇幅来解析这些差异，一分为二地分析这些传统医学典籍存在的弊端，做到去伪存真、正本清源。

三、注重中、西医学的沟通，用现代科学来解释经典。真理是相通的，《伤寒论》的真理属性决定了它能用现代医学知识解释。在实际工作中笔者发现《伤寒论》的条文几乎都可以用现代医学理念给出解释，并且所反映的问题很多是现代医学认识不到的。中西医结合需要的是理论上的深层次沟通，而不是简单的中药加西药。因为《伤寒论》与现代医学理念、方法、治则等差异很大，为了方便描述，笔者采用了病原血症、防御系统、管腔系统等自造的词。

四、用实践指导理论，从实际工作中来，到临床工作中去。坚持用唯物主义辩证法认识《伤寒论》，把《伤寒论》的理念应用于临床工作中，用疗效来检验《伤寒论》，剖析《伤寒论》的灵魂，恢复其鲜活的生命力。

五、本书的解析主要是理论上的探讨，具体临床实践略显不足，无论辨证、脉诊还是对药物的理解，都还不成熟。但笔者认为用辩证唯物主义方法论认识《伤寒论》，方向正确，前景值得期待。

六、为方便阅读，本书中《伤寒论》原文用黑体字，释义用宋体字。

《伤寒论》是传统医学史上的伟大著作，代表了中医理论的高峰，但长久以来，人们对《伤寒论》的理解没有上升到足够的高度，导致近现代中医逐渐失去了先进性。所以笔者希望能把《伤寒论》的伟大理论体系用现代语言完整呈现出来。

笔者早年学习西医出身，长期工作在基层临床一线，但痴迷《伤寒论》，研究并实践二十余载。因对祖国传统医学有着深厚的情感，研读笔耕不辍，历经五载，完成拙作，奉献于众，请斧正。

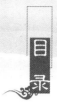

目录

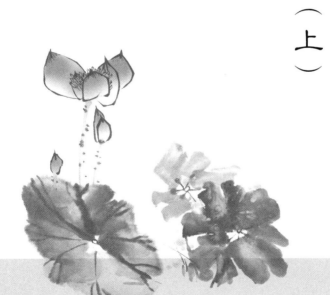

辨太阳病脉证并治（上）

1. 太阳之为病，脉浮、头项强痛而恶寒。

这是太阳病的主纲，病原侵入人体内环境，机体启动抗感染机制，出现防御功能增强，故脉浮。病原侵入内环境导致循环障碍，出现疼痛、恶寒表现。病原入侵后被机体打压最易在体表形成聚集，体表瘀滞最明显，当然在有血管挛缩即"伤寒"的情况下这种症状更加明显。所以区别"伤寒"还是"中风"主要根据脉紧存在与否，发热、恶寒、头项强痛是感染的共有表现，而非"伤寒"专有。

太阳病严格地说是指病原进入内环境的阶段，是为了了解内环境病机以便制定最佳的方案祛除病原而提出的概念。因此太阳病的概念包括处于各种状态的人体抗击外邪的问题，所以我们可以把太阳病分为阳明太阳病、少阳太阳病、太阴太阳病、少阴太阳病、厥阴太阳病等五类，这样更容易理解《伤寒论》的整体理论结构，具体条文中会详细说明这个问题。太阳病侧重人体与外因的抗争，后五种病侧重划分具体的机体状态。就是说太阳病和其他五病之间不是并列关系，这也是太阳病几乎占据整个《伤寒论》一半篇幅的原因。

"邪之所凑，其气必虚"，结合现代医学知识理解，病原入侵内环境后并不是均匀分布，而是在正气薄弱区聚集，这种特定的病理状态能否解除决定了病原血症能否清除。这是《伤寒论》的高明之处，而现代医学对此几乎一无所知，这种完全不同的抗感染思路引起了我们的兴趣。

2. 太阳病，发热、汗出、恶风、脉缓者，名为中风。

"中风"是外感病中一种常见类型，特征是没有寒性病理改变。人体正常能量环形递减分布形态发生变化，外周循环增强，故有汗出；脉为缓脉，提示患者的体虚倾向，感染外邪后能量不足。所以太阳中风的病机是体质偏虚、无寒性挛缩的感染病。

正常人体能量分布是由人体核心区域向体表呈环状递减的，这样有利于人体适应外界环境。正常状态下体表的循环血流量明显低于中

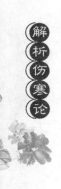

枢，病原入侵容易在这些区域生存聚集。病原入侵，人体防御功能激活，外周循环明显扩张，血量增加，脉浮，尤其寸部脉浮正是这种情况的反应。寸部为远心端，反映外围循环；尺部为近心端，更能反映中枢状态。人体正气向病原聚集部位代偿，有利于尽快清除病原。

病原在体表聚集、血液瘀滞、血管通透性改变，导致机体功能增强、体表扩张、循环增强对抗，这是太阳病的共同改变。太阳中风同样有体表循环差的情况，所以也会有寒意，《伤寒论》中叫"恶风"，与"太阳伤寒"伴有循环挛缩的"恶寒"相似但轻，所以以此判断寒热不可靠。

3. 太阳病，或已发热，或未发热，必恶寒、体痛、呕逆、脉阴阳俱紧者，名为伤寒。

此条文突出了"伤寒"的临床特征，病机是在中风病的基础上同时存在血管挛缩的状态。血管寒性挛缩加重了循环障碍，所以体痛、畏寒症状远重于中风病。具有局部循环挛缩特征的"伤寒"是太阳证的一种。

呕逆反映消化道黏膜同时受累，病原由管腔系统入侵，少部分突破黏膜屏障进入人体内环境，这是临床最常见的感染方式。阴阳俱紧指浮沉寸尺俱紧，身体所有血管都有挛缩趋势，通常体表和管腔黏膜属于外围血管，挛缩更明显。

寒性诱因诱发病原入侵是主要的感染形式。受寒和病原侵入是协同关系，共同构成循环薄弱区。临床上合病状态即消化道、呼吸道同时受累的情况远多于第1、第2条的单纯体表聚集的情况。

4. 伤寒一日，太阳受之。脉若静者，为不传；颇欲吐，若躁烦，脉数急者，为传也。

此条是描述机体受寒、劳累后是否继发感染的鉴别。受寒、劳累后身体不适，休息后一般迅速恢复正常，如果出现烦躁、脉数等人体功能增强的表现，则提示合并了病原体感染。

烦躁、脉数急、发热通常提示病原体侵入内环境，血液瘀滞、通透性改变是所有损伤引起的病理改变，合并血管挛缩则是狭义伤寒的特征性病机。

5. 伤寒二三日，阳明、少阳证不见者，为不传也。

发病后二三日没有出现病情向阳明病或少阳病转变的征象，则可能不会转变了。此条与上条可能都被后人更改过，表面看起来更支持经络传经思想。

《内经》中出现过很多种论述疾病发生、发展过程的理论，但都没有认识到虚实对疾病转归的决定性作用，其中最著名的就是传经理论。传经理论认为病情变化与时间和病变位置相关，一日一经把病情演化描述成线性过程，不能准确反应疾病预后、转归的复杂性。

传经理论的基础是经络理论，是上古先民对人体不同部位之间特殊联系的认识。经络理论提供了一种现代医学认识不到的诊断、治疗途径，通过体表特定部位反应、干预内脏的功能，属于传统医学伟大成就之一。但经络理论不能反映个体体质虚实的差异，用经络理论来描述由虚实决定的疾病转归是不准确的。

其实《内经》时代已经有人认识到人群中存在的体质差异，"阴阳二十五人"就是以体质差异为标准划分人群的理论，但是这种理论还不太成熟，当时也不是主流。

而《伤寒论》的六病理论恰恰源于这一非主流理论。张仲景是以所有健康、亚健康、各种患病人群为对象，以六病为框架把这些人的所有病机（虚实状态和病理状态）归类，然后从所有的状态类型中选出典型代表，标明处置原则或直接给出方剂。也就是说《伤寒论》是用密集的病机点阵概括出所有的可能组合，任何一个人体、任何一个阶段都能找到对应的病机类型和转归可能。学习这种辨证方法，我们面对任何一个患者，都可以迅速把握具体病机并给予适当治疗。

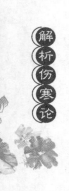

《伤寒论》的本质是辨虚实、定性，与发病时间或发病部位没有必然联系，这与《内经》传经理论有本质区别。

6. 太阳病，发热而渴，不恶寒者，为温病。若发汗已，身灼热者，名曰风温。风温为病，脉阴阳俱浮，自汗出、身重、多眠睡、鼻息必鼾、语言难出。若误下之，小便不利，直视，失溲；若被火者，微发黄色，剧则如惊痫，时瘛疭；若火熏之，一逆尚引日，再逆促命期。

同样没有寒性挛缩存在，第 2 条条文强调体虚汗出，为太阴体质；此条则倾向于少阳、阳明体质正盛、阴液受损的状态，常见的典型表现是口渴。

条文中主要描述了该病的病理及误治后的相关变化。本应解毒护阴，却错误地采取了发汗、攻下，导致阴阳失调进一步加重，机体抵抗力下降，感染恶化，出现各种严重病理性损伤。

"寒"和"热"都是《伤寒论》中常见的病理状态，都包含感染后血管通透性改变、血循环瘀滞等表现。不同的是有血管痉挛的定义为"寒"，不存在血管痉挛的才可能称为"热"，血管寒性挛缩不可能是"热"。

在《伤寒论》中张仲景把寒热的概念拿捏得分毫不差，处理得丝丝入扣。《伤寒论》之后直到近代，对温病的认识未达同样高度，寒证和热证混淆的问题很严重，再加上虚实认识不清，必然导致理论混乱，疗效难如人意。

《伤寒论》中虚实是划分六病类型的主要依据，病理状态是次一级的概念，包括寒、热、水郁、血滞、久寒等。两个方面的定义构成病机的概念，是《伤寒论》诊断治疗的根本。

《伤寒论》全书讲述了所有类型的人体健康问题，后世说《伤寒论》只论"寒"是不恰当的。《伤寒论》中还有很多处理各种热证的法则，如柴胡汤、承气汤、乌梅丸方等。

7. 病有发热恶寒者，发于阳也；无热恶寒者，发于阴也。发于阳，七日愈；发于阴，六日愈。以阳数七、阴数六故也。

此条本意是说感染出现病原血症，体质强者出现恶寒发热；而体质弱者发病只有恶寒，不会出现发热。

此条文的描述反映出典型的定位与定性混淆问题，类似《内经》太阴阳明论篇"阴道虚，阳道实"的认识水平，全书还有几条也存在类似的问题，如第 131 条。

实践告诉我们，防御反应代表生命体最基本的生存能力，病原侵入内环境却没有反应，一般只存在于正气濒于崩溃之时。条文中以防御反应存在与否判断虚实明显有悖于张仲景的虚实标准，《伤寒论》中只要表现正气不支征象就为虚证，而不是要等到机体功能崩溃，所以此条文必不属于《伤寒论》原文。中医虚实的概念直接关系到扶正、祛邪的选择，如此界定虚实必然导致大量虚证被误判为实证，扶正太迟、驱邪太过，治疗难免失败。遗憾的是《伤寒论》对这种错误的修正被忽视，这种界定虚实的错误方法始终伴随着中医发展。

条文中的病愈日期则像是文字游戏，《伤寒论》中关心的是具体状态的治疗是否适宜，与时间没关系。所以这一条文应该是笃信《内经》的后人篡改的。

笔者研读《伤寒论》二十余年，愈发感到它是一个严谨的科学系统，但是其中有些条文却与主体理论格格不入，尤其是每个章节开头、结尾总有几条为"六经理论"张目，对《伤寒论》造成致命的伤害，这应该是后人混入而非原文，必须对此有清醒的认识。

8. 太阳病，头痛至七日以上自愈者，以行其经尽故也。若欲作再经者，针足阳明，使经不传则愈。

不经治疗痊愈的自然病程可出现于体质正常的人群中，也就是我们常说的自愈性，是人体自身抗感染功能发挥作用的体现。

人体的抗感染功能主要包括管腔系统的物理屏障作用和机体的免

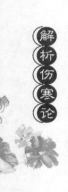

疫应答作用。管腔系统位于抗感染第一线，作用至关重要。针刺阳明经穴位可使体质改善、管腔功能增强，从而缩短病程，避免出现并发症。当然临床中我们须根据具体病患的特点给予合适的治疗而未必是针刺阳明经络穴位。

《伤寒论》中的六病主要是以虚实为依据划分的，与《内经》的传经理论有很大差异。此处条文描述具有浓厚的传经理论气息，很难与其他经典条文一样视为张仲景所做。笔者认为此条被受《内经》影响很深的人士改动过。

《伤寒论》中很少有解释性的描述，并且大多这样的描述水准不高，很难与《伤寒论》的主体结构相提并论。笔者认为都是后人批注混入正文所至，清除这些干扰对于正确理解《伤寒论》至关重要。

9. 太阳病欲解时，从巳至未上。

把运气、时节对病情变化的影响绝对化是《内经》风格。此版本每章都有若干条文涉及，既不符合临床实践，也与《伤寒论》强调具体个体虚实的主题格格不入，应不属于《伤寒论》原文。

《伤寒论》认识到正气状态是由个体体质决定的，时间、季节等是次要的因素，对病机有一定影响。张仲景在《伤寒论》中把这种影响直接归结为正气虚实和循环状态的改变，与唯物主义辩证法"内因是第一位因素，外因通过内因发挥作用"的观点不谋而合。

10. 风家，表解而不了了者，十二日愈。

风家体弱多病，体质较差，容易被外邪感染，并且感染后恢复期较长。

这种情况临床多见，属于亚健康状态慢性难治性疾病，相当于现代医学的慢性肾炎、营养不良等疾病。体质不佳患者不仅容易外感、康复慢，而且难以恢复到患病前的状态。

临床我们应用六病理论，分析体虚的具体类型和病理状态，长期积极调养，对消除不良状态、防止病情反复有重要意义。

11. 病人身大热，反欲得衣者，热在皮肤，寒在骨髓也；身大寒，反不欲近衣者，寒在皮肤，热在骨髓也。

此条文是说热象明显却怕冷，寒象突出却怕热的现象，这在临床很常见，反映了临床诊断的复杂性。

此条语气、语义均与《内经》逆调论篇论述相似。《内经》用骨髓代表肾，用肾反映虚证，是典型的定性概念与定位概念混淆的表现。与《伤寒论》用少阳阳明分析实证、太阴少阴厥阴分析虚证水准相差太大，没有可比性。《伤寒论》中，尤其少阴、厥阴篇中有大量反映寒热虚实混杂病证的描述，远较此条文高明。

文中如此描述很难认识到虚实的问题，应该是信奉《内经》的后人混入的。

12. 太阳中风，阳浮而阴弱，阳浮者，热自发；阴弱者，汗自出。啬啬恶寒，淅淅恶风，翕翕发热，鼻鸣干呕者，桂枝汤主之。

桂枝（三两，去皮）　芍药（三两）　甘草（二两，炙）　生姜（三两，切）　大枣（十二枚，擘）

上五味，哎咀，以水七升，微火煮取三升，去滓，适寒温，服一升。服已须臾，啜热稀粥一升余，以助药力，温覆令一时许，遍身漐漐，微似有汗者益佳；不可令如水流漓，病必不除。若一服汗出病瘥，停后服，不必尽剂；若不汗，更服，根据前法；又不汗，后服小促其间，半日许令三服尽。若病重者，一日一夜服，周时观之，服一剂尽，病证犹在者，更服，若汗不出，乃服至二、三剂。禁生冷、黏滑、肉面、五辛、酒酪、臭恶等物。

脉浮而弱反映虚弱的人体仍能表现功能增强，积极抵抗病原入侵，恶寒既有病原积聚使体表循环瘀滞的原因，又是正虚不足、正气

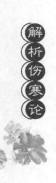

难以充满体表的表现。

此条描述了一种常见的体虚外感病，没有明显的寒性诱因存在，鼻塞、恶心、阵发型的怕冷、汗出，是典型的正虚邪不盛的表现。因为没有明显寒性病理存在，治疗以桂枝汤甘温扶阳为主。

感染状态时人体功能增强，全身血管出现扩张。正常机体因为有较强代偿能力，这种情况下也不会出现心、脑、肾等核心区域循环不足，表现在脉诊为寸关尺均充实；而体虚的人，也会出现外周循环增强，但机体能力有限，不足以满足增长量，容易出现核心区域循环不足、寸脉增强而关、尺脉无力的表现。

对照第7条，不难发现张仲景在防御反应明显的情况下就能发现脉虚的问题，判为虚证，用桂枝汤补阳，这种把补阳工作提前的方式有重要的临床意义。

服药后注意事项中有两条对我们的临床工作有较大意义。一、以汗出为标志，代表人体正气充盈，内环境没有循环死角，利于人体正气发挥清除病原的机能。但须注意的是汗出要消耗人体物质能量，过量出汗反而会降低人体机能，不利于清除病原，甚至导致炎症扩散。二、饮食禁忌反映《伤寒论》对机体黏膜驱邪有深刻认识，清淡饮食使黏膜全力驱邪是保证抗感染效力的前提。对于黏膜的驱邪抗感染作用，《伤寒论》特别是在阳明病篇有大量条文论述，是《伤寒论》对人体功能认识最深刻的部分。

13. 太阳病，头痛、发热、汗出、恶风，桂枝汤主之。

此条与上一条文描述一致，均指正虚无寒外感，治疗方法相同。病原侵入内环境，发热、头痛都是常见的症状。受到机体抗感染能力的打击，病原体更容易在机体薄弱区域存活，体虚无寒，病原在体表聚集的趋势弱于伤寒证，桂枝汤柔和地增强机体功能，有利于消除这些病理状态。

《伤寒论》时代对病原没有认识，处理感染性疾病的原则是查找机体薄弱环节并积极补救，以帮助机体发挥自身抗感染能力来清除病原。这种处理原则贯穿整个《伤寒论》，紧扣《内经》"邪之所凑，其气必虚，正气存内，邪不可干"的治疗宗旨。

而现代医学在处理相同情况时主要是查找、鉴定入侵病原的种类，通过敏感抗生素来杀灭病原，不考虑机体自身的抗感染作用。不仅是抗感染领域，其他情况处理也是如此。中医治病依靠人体的自身功能，西医治病依仗医学技术，这是传统医学与现代医学最重要的差别。现代医学强调替代，如感染病用抗生素杀灭病原；胰腺功能下降出现糖尿病，直接补充胰岛素；肾炎肾衰用透析或肾脏移植。而《伤寒论》则是在辨识、改善病机的前提下，充分利用人体自身修复能力使脏器功能恢复。

《伤寒论》所有的方法都是围绕病机问题展开的。笔者认为《伤寒论》的治疗理念非常高明，多年来依照《伤寒论》理念开展临床工作，治疗了很多现代医学所谓的疑难杂症。

14. 太阳病，项背强几几，反汗出恶风者，桂枝加葛根汤主之。

葛根（四两） 麻黄（三两，去节） 芍药（二两） 生姜（三两，切） 甘草（二两，炙） 大枣（十二枚，擘） 桂枝（二两，去皮）

上七味，以水一斗，先煮麻黄、葛根，减二升，去上沫，内诸药，煮取三升，去滓，温服一升。覆取微似汗，不须啜粥，余如桂枝法将息及禁忌。（臣亿等谨按仲景本论，太阳中风自汗用桂枝，伤寒无汗用麻黄，今证云汗出恶风，而方中有麻黄，恐非本意也。第三卷有葛根汤证云，无汗恶风，正与此方同，是合用麻黄也。此云桂枝加葛根汤，恐是桂枝中但加葛根耳。）

此条较上两条只多了项背强、紧一点，为旧有的局部功能不良，所以治疗为原方中加用改善背部循环的麻黄、葛根。注意事项同上两条。

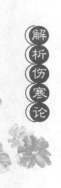

括号中为林亿注解，仍停留在类比的层次，临床工作中还是要深刻理解麻黄与桂枝的作用机制才可能更好地应用。

桂枝是温补药物，基本没有扩张体表循环的作用，服用桂枝汤后出汗是因正气振奋对体表的冲击，与麻黄的直接扩张血管有本质不同。太阳中风是阳虚，故用桂枝补阳，伤寒无汗是局部血运挛缩，则需用麻黄扩张血管。

《伤寒论》中只称麻黄为汗法，而不包括桂枝或附子，虽然服药后都可能出汗，就是这个道理。

15. 太阳病，下之后，其气上冲者，可与桂枝汤，方用前法；若不上冲者，不可与之。

任何生命体对侵入的病原都有较强的抑制功能，迫使病原聚集于循环较差的体表局部，这种情况应该用汗法改善体表循环，帮助正气祛除病原。此时如果用下法攻击管腔系统为误治，攻击部位错误，杀敌不成反伤自身。

误治后仍然表现为正气上冲，脉诊为浮，说明人体没有被误治打垮，还有抗邪之势，仍然能把病原压制在体表，应该用桂枝汤提供支持。若不上冲则表示正气已被误下击溃，提示机体受损严重、病原扩散，败势不是桂枝汤所能挽救的了，需要按六病理论判断虚实，依法治疗。

根据此条的描述我们得出结论，桂枝汤是轻浅地增强人体功能的方剂，用于轻微阳虚的病例时能明显增强机体抗邪的能力，而对于严重虚证则力有不逮，临床实践也确实如此。

16. 太阳病三日，已发汗，若吐、若下、若温针，仍不解者，此为坏病，桂枝不中与之也。观其脉证，知犯何逆，随证治之。桂枝本为解肌，若其人脉浮紧、发热、汗不出者，不可与之也。常须识此，勿令误也。

经过汗、吐、下、温针治疗而不愈，误治后病情复杂，肯定不是桂枝汤能解决得了的，应该具体问题具体处置。

后半段是说桂枝汤补充正气，但不能主动扩张体表循环，不能用于表寒麻黄汤证，以免出现第24条之"反烦不解"。

17. 若酒客病，不可与桂枝汤，得之则呕，以酒客不喜甘故也。

嗜酒之人多慢性湿热，不宜桂枝温补。临床可以具体分析，随证处方，不能固守条文。

中药进入人体最主要的途径是消化道，所以处方必须考虑消化道的状态，而不仅是组方的阴阳虚实。

18. 喘家作，桂枝汤加厚朴、杏子佳。

喘家体虚且有管腔黏膜蠕动不良的问题，外感后以温补为基础结合行气，促进黏膜蠕动高效排出病原，组方与病机高度契合。

临床喘的病例有多种不同的类型，要具体分析，区别对待，不能一概应用此方。

19. 凡服桂枝汤吐者，其后必吐脓血也。

温病痰盛内热的情况，服甘温之桂枝汤后容易出现呕吐症状，并且热盛病情而温补治疗犯了"虚虚实实"的原则性错误，可能导致病情加重，出现吐血。

此条只是表述有此可能，强调治疗的针对性，临床还要具体分析。桂枝汤药性温和，没有严格的禁忌证，吐脓血也主要是病情发展的结果，不完全是因为服用了桂枝汤。

20. 太阳病，发汗，遂漏不止，其人恶风，小便难，四肢微急，难以屈伸者，桂枝加附子汤主之。

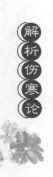
桂枝（三两，去皮） 芍药（三两） 甘草（三两，炙） 生姜（三两，切） 大枣（十二枚，擘） 附子（一枚，炮，去皮，破八片）

上六味，以水七升，煮取三升，去滓，温服一升。本云桂枝汤，今加附子，将息如前法。

此条描述体虚误汗的表现及治则，与第29、第30条讲述了相似的病理过程。体虚太阳病病机为体虚无寒，误用麻黄汤导致汗出、恶风加重，更兼阴液亏竭致小便少、电解质紊乱之四肢微急痉挛，阴阳两虚更甚于桂枝汤证，所以治疗要在桂枝汤基础上加用附子以增强补虚作用。

条文描述汗出用一"漏"字，形象地指出此汗出非人体功能增强的主动排汗，而是机体功能不良无力控制的液体流失。

同样是太阳病，此条病例明显体质较差，有少阴病的潜质，属于第1条条文说到的太阳少阴病。

附子、桂枝是中医最重要的提振阳气药物，二者均有刺激肾上腺、甲状腺等腺体分泌，从而促进全身功能增强的作用。

21. 太阳病，下之后，脉促（促，一作纵）、胸满者，桂枝去芍药汤主之。

桂枝（三两，去皮） 甘草（二两，炙） 生姜（三两，切） 大枣（十二枚，擘）

上四味，以水七升，煮取三升，去滓，温服一升。本云桂枝汤，今去芍药，将息如前法。

太阳病误下，外证不解、正气受损、局部循环瘀滞。用桂枝扶助正气驱邪，去芍药以防进一步伤正，妨碍机体功能恢复。

22. 若微恶寒者，桂枝去芍药加附子汤主之。

桂枝（三两，去皮） 甘草（二两，炙） 生姜（三两，切） 大枣（十二枚，擘） 附子（一枚，炮，去皮，破八片）

上五味，以水七升，煮取三升，去滓，温服一升。本云桂枝汤，今去芍药，加附子，将息如前法。

此条应为脉微、恶寒，与桂枝汤之恶风相似而重，不是伤寒证脉紧之恶寒，而是阳气虚衰的表现。

所以去芍药以免妨碍阳气振兴，加附子以增强补虚作用，《伤寒论》每一个变化都是根据病机的不同而来，阴平阳秘是补虚目标，阳虚重补阳，阴虚重补阴，阴阳两虚阴阳共补。

23. 太阳病，得之八九日，如疟状，发热恶寒，热多寒少，其人不呕，清便欲自可，一日二三度发。脉微缓者，为欲愈也；脉微而恶寒者，此阴阳俱虚，不可更发汗、更下、更吐也；面色反有热色者，未欲解也，以其不能得小汗出，身必痒，宜桂枝麻黄各半汤。

桂枝（一两十六铢，去皮）　芍药　生姜（切）　甘草（炙）　麻黄（各一两，去节）　大枣（四枚，擘）　杏仁（二十四枚，汤浸去皮尖及两仁者）

上七味，以水五升，先煮麻黄一二沸，去上沫，内诸药，煮取一升八合，去滓，温服六合，本云桂枝汤三合，麻黄汤三合，并为六合，顿服，将息如上法。（臣亿等谨按桂枝汤方：桂枝、芍药、生姜各三两，甘草二两，大枣十二枚。麻黄汤方：麻黄三两，桂枝二两，甘草一两，杏仁七十个。今以算法约之，二汤各取三分之一，即得桂枝一两十六铢，芍药、生姜、甘草各一两，大枣四枚，杏仁二十三个零三分枚之一，收之得二十四个，合方，详此方乃三分之一，非各半也，宜云合半汤。）

此条为体虚有微寒之证，脉象渐变缓为正气恢复的表现。

如果脉搏微弱无力而畏寒明显则反应体虚比较严重，不能再用汗、吐、下攻伐伤正，以防出现变证。

如果伴有面色热为正气抗邪之象，说明机体中仍有较多病原存

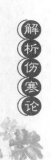

在，身痒为"汗出不彻"仍有表寒存在。正虚邪微，只用麻黄汤容易加重正虚，纯用桂枝汤又不利于消散表寒，选桂枝麻黄各半汤则补中有散。

24. 太阳病，初服桂枝汤，反烦，不解者，先刺风池、风府，却与桂枝汤则愈。

太阳病体表循环郁闭，桂枝汤只能增强正气，而无力去表寒，容易导致内热壅盛不能发泄而反烦。

表寒不解，针刺风池、风府可使体表扩张而解表。此条即第16条条文中不宜桂枝汤的表现，治疗则与上条加用麻黄是相同的机理，均有帮助桂枝汤扩张郁闭的体表循环之意。

25. 服桂枝汤，大汗出，脉洪大者，与桂枝汤，如前法。若形似疟，一日再发者，汗出必解，宜桂枝二麻黄一汤。

桂枝（一两十七铢，去皮） 芍药（一两六铢） 麻黄（十六铢，去节） 生姜（一两六铢，切） 杏仁（十六个，去皮尖） 甘草（一两二铢，炙） 大枣（五枚，擘）

上七味，以水五升，先煮麻黄一二沸，去上沫，内诸药，煮取二升，去滓，温服一升，日再服。本云桂枝汤二分、麻黄汤一分，合为二升，分再服。今合为一方，将息如前法。（臣亿等谨按桂枝汤方：桂枝、芍药、生姜各三两，甘草二两，大枣十二枚。麻黄汤方：麻黄三两，桂枝二两，甘草一两，杏仁七十个。今以算法约之：桂枝汤取十二分之五，即得桂枝、芍药、生姜各一两六铢，甘草二十铢，大枣五枚；麻黄汤取九分之二，即得麻黄十六铢，桂枝十铢三分铢之二，收之得十一铢，甘草五铢三分铢之一，收之得六铢，杏仁十五个九分枚之四，收之得十六个。二汤所取相合，即共得桂枝一两十七铢，麻黄十六铢，生姜芍药各一两六铢，甘草一两二铢，大枣五枚，杏仁十六个，合方。）

服桂枝汤，大汗出、脉洪大，正盛邪实之象，机体消耗巨大。如果服药后表现"一日再发"则应该是体表残留寒证，单纯桂枝汤扩张寒性挛缩不力，应该借助麻黄的作用。

条文讲述的明显是不同体质的人服用桂枝汤以后的变化和处置。前者身体健康，发病早期机体防御系统没有快速运作，容易误判为桂枝汤证，服药后人体正气受桂枝汤激发迅速演变成正盛邪实的状态。所以这种病机应该是用白虎汤，条文中用桂枝汤很可能是传抄错误。

如果出现多次反复寒热发作，则可能属于正虚邪微，桂枝扩表不力。局部挛缩扩张不充分容易残留病原，残余病原迅速繁殖则会使症状反复，需加麻黄以助之。此方仍以补为主，辅以辛散驱邪。

《伤寒论》中用麻黄汤、麻桂各半汤、桂二麻一汤、桂枝汤为我们勾勒出了一条清晰的扶正祛表邪的方法思路，教导我们怎样灵活处理病情，而不是拘泥于固定的剂量。

26. 服桂枝汤，大汗出后，大烦渴不解，脉洪大者，白虎加人参汤主之。

知母（六两） 石膏（一斤，碎，绵裹） 甘草（二两，炙） 粳米（六合） 人参（三两）

上五味，以水一斗，煮米熟，汤成去滓，温服一升，日三服。

此条病机同样为阳盛阴液亏竭，所以也应该用白虎汤清热补阴，条文中用的是白虎加人参汤。

人体平时就有黏膜慢性改变（见第227条），水液运化能力受限，防御系统运作大量消耗阴液，导致问题突出，表现为口渴、咽干，就需用人参加强护正生津。白虎汤证患者则没有这样的潜在问题，这就是白虎汤与白虎加人参汤的病机差别。

同样的实证，功能状态仍有差异，《伤寒论》对虚实的划分非常有层次感，且细腻。

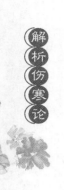

27. 太阳病，发热恶寒，热多寒少，脉微弱者，此无阳也。不可更汗，宜桂枝二越婢一汤。

桂枝（去皮）　芍药　麻黄　甘草（各十八铢，炙）　大枣（四枚，擘）　生姜（一两二铢，切）　石膏（二十四铢，碎，绵裹）

上七味，哎咀，以水五升，煮麻黄一二沸，去上沫，内诸药，煮取二升，去滓，温服一升。本云：当裁为越婢汤、桂枝汤，合之饮一升；今合为一方，桂枝汤二分、越婢汤一分。（臣亿等谨按桂枝汤方：桂枝、芍药、生姜各三两，甘草二两，大枣十二枚。越婢汤方：麻黄二两，生姜三两，甘草二两，石膏半斤，大枣十五枚。今以算法约之：桂枝汤取四分之一，即得桂枝、芍药、生姜各十八铢，甘草十二铢，大枣三枚；越婢汤取八分之一，即得麻黄十八铢、生姜九铢、甘草六铢、石膏二十四铢，大枣一枚八分之七，弃之。二汤所取相合，即共得桂枝、芍药、甘草、麻黄各十八铢，生姜一两三铢，石膏二十四铢，大枣四枚，合方。旧云：桂枝三，今取四分之一，即当云桂枝二也。越婢汤方，见仲景杂方中。《外台秘要》：一云起脾汤。）

同为发热恶寒，此条却是热多寒少，脉非紧而是微弱，病理状态是水郁而非寒闭。所以不宜直接用麻黄汤发汗。治疗以桂枝汤补阳为主，辅以石膏行水、麻黄散微寒，与第39条大青龙汤证有虚实之差。

麻黄汤病机重点为局部血管挛缩，所以麻黄扩张血管为主要治疗。本条属于体表水液循环不佳，与五苓散的消化道水郁类似而发病部位不同。长期热天冲凉、过食冷饮都容易出现类似的慢性问题，合并外感就会出现上述表现。

28. 服桂枝汤，或下之，仍头项强痛、翕翕发热、无汗、心下满微痛、小便不利者，桂枝去桂加茯苓白术汤主之。

芍药（三两）　甘草（二两，炙）　生姜（切）　白术　茯苓（各三两）　大枣（十二枚，擘）

上六味，以水八升，煮取三升，去滓，温服一升，小便利则愈。

本云桂枝汤，今去桂枝，加茯苓白术。

患者有类似五苓散证的局部基础改变，应用桂枝汤和下法都属于治疗不当。所以用桂枝汤或下法治疗，就形成了头项强痛、发热、心下满微痛、小便不利的局面，是胃肠功能停滞、病原残留的表现。张仲景调整治疗方案，以桂枝汤加茯苓、白术强化利水作用，去芍药以防局部运化停滞加重，组方原则向五苓散靠近。

原文中桂枝汤去掉桂枝，应是"去芍药"之误。桂枝是桂枝汤的灵魂，去掉桂枝就只剩躯壳了。当然本条病情不重，"去桂枝"或"去芍药"都可以起到利水去湿促进肠道蠕动的作用，但按疗效来讲，"去桂枝"是 80 分，"去芍药"是 100 分，温开水是 70 分。

29. 伤寒脉浮，自汗出，小便数，心烦，微恶寒，脚挛急，反与桂枝欲攻其表，此误也。得之便厥，咽中干，烦躁吐逆者，作甘草干姜汤与之，以复其阳。若厥愈足温者，更作芍药甘草汤与之，其脚即伸；若胃气不和谵语者，少与调胃承气汤；若重发汗，复加烧针者，四逆汤主之。

甘草干姜汤方

甘草（四两，炙） 干姜（二两）

上㕮咀，以水三升，煮取一升五合，去滓，分温再服。

芍药甘草汤方

白芍药 甘草（各四两，炙）

上二味㕮咀，以水三升，煮取一升五合，去滓，分温再服。

调胃承气汤方

大黄（四两，去皮，清酒洗） 甘草（二两，炙） 芒硝（半升）

上三味㕮咀，以水三升，煮取一升，去滓，内芒硝，更上火微煮令沸，少少温服之。

四逆汤方

甘草（二两，炙） 干姜（一两半） 附子（一枚，生用，去皮，

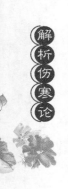

破八片）

上三味，咬咀，以水三升，煮取一升二合，去滓，分温再服。强人可大附子一枚、干姜三两。

此条描述了内虚发汗致病情加重的案例，这里有一个至关重要的问题，服用桂枝汤会使体虚患者的症状加重吗？

桂枝汤属阴阳双补方剂，适合于既没有明显外寒，也没有明显内热的外感虚症，是通过柔和地增强人体机能来实现对病原体的祛除。《伤寒论》中反复强调发汗的禁忌证，是指强力扩张体表循环发汗可能会造成阴阳两伤，导致症状加重，反复强调的是麻黄汤和大青龙汤。条文中所描述的用药后出现的症状正是前条误用麻黄汤的结果。大汗阴阳两伤，治疗先补阳、后补阴，为违反麻黄汤禁后的治疗原则。所以此条与下一条所谓桂枝汤应该是麻黄汤的笔误。

攻表是指麻黄，桂枝侧重补虚，其代表的是《伤寒论》中最重要的攻邪与扶正两大治疗方向，二者的混淆必然造成整体理论的混乱。

30. 问曰：证象阳旦，按法治之而增剧，厥逆，咽中干，两胫拘急而谵语。师曰：言夜半手足当温，两脚当伸。后如师言，何以知此？答曰：寸口脉浮而大，浮为风，大为虚，风则生微热，虚则两胫挛。病形象桂枝，因加附子参其间，增桂令汗出，附子温经，亡阳故也。厥逆，咽中干，烦躁，阳明内结，谵语烦乱，更饮甘草干姜汤，夜半阳气还，两足当热，胫尚微拘急，重与芍药甘草汤，尔乃胫伸；以承气汤微溏，则止其谵语，故知病可愈。

此条与上一条叙述的是一个相似的过程，前人认为这应是张仲景的学生补记的。条文中提到治疗应为桂枝加附子汤，用了桂枝汤只能说是病重药轻，断不会因此而出现危象。桂枝汤在《伤寒论》中的地位自然不用再描述，是张仲景补虚疗法的代表性方剂，是《伤寒论》理论体系最重要的基石，在此问题上含糊不清将造成《伤寒论》理论体系的混乱。

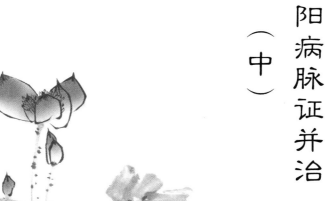

辨太阳病脉证并治（中）

31. 太阳病，项背强几几，无汗，恶风，葛根汤主之。

葛根（四两） 麻黄（三两，去节） 桂枝（二两，去皮） 生姜（三两，切） 甘草（二两，炙） 芍药（二两） 大枣（十二枚，擘）

上七味㕮咀，以水一斗，先煮麻黄、葛根，减二升，去沫，内诸药，煮取三升，去滓，温服一升，覆取微似汗，不须啜粥，余如桂枝法将息及禁忌，诸汤皆仿此。

此条文与第14条条文表现相似，但无汗，说明有体表循环挛缩问题，故加麻黄以强化扩张血管之意，第14条桂枝加葛根汤中可能没有麻黄。当然麻黄不仅针对急性挛缩的血管，对慢性改变的血管也有改善循环的作用，临床对于慢性改变也可以加用少量麻黄。

既然有慢性问题存在，体质一定偏弱，所以这种情况都是以桂枝汤加葛根为基础治疗，有寒性挛缩再加麻黄处理。

32. 太阳与阳明合病者，必自下利，葛根汤主之。

此条主要症结是消化道黏膜挛缩状态导致吸收不良，所以用葛根、麻黄解除痉挛，恢复消化道功能。临床体会大部分所谓"风药"都有扩张体表及黏膜的功能，有些偏重于消化道，有些偏重于呼吸道，有些偏重于体表。

此类表现被命名为合病，是因为其与典型六病不同。合病指病原侵入人体不仅在体表形成聚集区，还有管腔黏膜病理改变，是典型的体表和黏膜同时累及的情况。管腔黏膜阻挡大部分的病原出现咳嗽、腹泻等表现，少部分病原进入内环境并且在体表形成另一个聚集区。

经典太阳病常见于冬季的流行性感冒，只有发热、畏寒，没有消化道、呼吸道症状。经典的太阳病很少见，黏膜和内环境同时发病的合病情况在临床上更多见。

需要提醒的是这属于寒证，消化道黏膜挛缩是主要的病理改变，热病也有相似表现的，但病理状态是循环扩张，治疗也有很大差异。

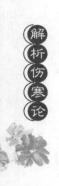

33. 太阳与阳明合病，不下利，但呕者，葛根加半夏汤主之。

葛根（四两） 麻黄（三两，去节） 甘草（二两，炙） 芍药（二两） 桂枝（二两，去皮） 生姜（三两，切） 半夏（半升，洗） 大枣（十二枚，擘）

上八味，以水一斗，先煮葛根、麻黄，减二升。去白沫，内诸药，煮取三升，去滓，温服一升。覆取微似汗。

同样的发病机制病位更加偏上，消化功能紊乱，表现为呕吐，再加半夏以增强黏膜蠕动，使排泄能力加强。

《伤寒论》既能看到全身状态的高度一致性，也能兼顾局部状态的差异性，对人体功能状态的认知水准接近唯物主义辩证法。

34. 太阳病，桂枝证，医反下之，利遂不止，脉促者，表未解也；喘而汗出者，葛根黄芩黄连汤主之。

葛根（半斤） 甘草（二两，炙） 黄芩（二两） 黄连（三两）

上四味，以水八升，先煮葛根，减二升，内诸药，煮取二升，去滓，分温再服。

典型桂枝汤证体质偏弱，误下后内环境病原没有清除，黏膜损伤导致病原在黏膜区聚集、深入，局部问题恶化，可以用桂枝加人参汤治疗。

如果体虚不明显，类似黄芩汤证，误用下法打击面太大，易造成机体损伤。用黄芩、黄连驱邪，强化黏膜蠕动，促排泄；用葛根修复受损黏膜；用甘草缓解苦寒药物对人体的伤害。组方原则类似黄芩汤，突出护正气、促修复的目的。

所以桂枝汤证包括很多亚型，虚实也有差异，故治疗方式差异很大。

35. 太阳病，头痛、发热、身疼、腰痛、骨节疼痛、恶风、无汗而喘者，麻黄汤主之。

麻黄（三两，去节）　桂枝（二两，去皮）　甘草（一两，炙）杏仁（七十个，去皮尖）

上四味，以水九升，先煮麻黄，减二升，去上沫，内诸药，煮取二升半，去滓，温服八合，覆取微似汗，不须啜粥，余如桂枝法将息。

此条与下一条是另外一种形式的合病，是体表皮肤与呼吸道黏膜同时发病，病原黏附于挛缩的呼吸道黏膜并大量入血，受正气打压在挛缩的体表形成聚集。

呼吸道黏膜对麻黄有良好反应性，可直接用麻黄汤治疗，不再加用其他扩张剂。

36. 太阳与阳明合病，喘而胸满者，不可下，宜麻黄汤。

此条较上一条更突出呼吸道症状，全身状态与典型太阳病相似而轻，仍用麻黄汤。因为症状不是局限于消化道黏膜系统，并且病机也不是黏膜蠕动不良，而是黏膜血运挛缩，所以不适合用下法。

这种黏膜状态差异是很容易由脉象判断的。

37. 太阳病，十日以去，脉浮细而嗜卧者，外已解也。设胸满胁痛者，与小柴胡汤；脉但浮者，与麻黄汤。

柴胡（半斤）　黄芩　人参　甘草（炙）　生姜（各三两，切）大枣（十二枚，擘）　半夏（半升，洗）

上七味，以水一斗二升，煮取六升，去滓，再煎取三升，温服一升，日三服。

发病一段时间后，出现脉浮细、病患嗜卧的表现，可能是外感已愈、人体正气恢复的表现。

如果还有胸满胁痛的表现，则可能是肝胆区有慢性病理改变导致

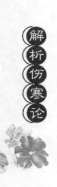

残留病邪，可用小柴胡汤驱邪。

如果只有脉浮紧，而没有其他症状体征，提示病原仍在体表聚集，可用麻黄汤攻邪。

38. 太阳中风，脉浮紧、发热、恶寒、身疼痛、不汗出而烦躁者，大青龙汤主之；若脉微弱，汗出恶风者，不可服。服之则厥逆、筋惕肉瞤，此为逆也。

麻黄（六两，去节） 桂枝（二两，去皮） 甘草（二两，炙）杏仁（四十枚，去皮尖） 生姜（三两，切） 大枣（十二枚，擘）石膏（如鸡子大，碎）

上七味，以水九升，先煮麻黄，减二升，去上沫，内诸药，煮取三升，去滓，温服一升，取微似汗。汗出多者，温粉扑之。一服汗者，停后服；若复服，汗多亡阳，遂虚，恶风、烦躁、不得眠也。

此条描述的是正盛邪实的病例，既可以是体壮的人醉酒、受寒后导致病原侵入，也可能是麻黄汤证误用桂枝汤出现正气亢盛却无力冲顶表寒所致，特征是外寒存在、正气亢盛、阴液大量消耗。

治疗一方面是大剂量麻黄冲击表寒，一方面是为防止冲击表寒导致正气消耗过度而护正气。大青龙汤护正气既包括用石膏大补阴液，又要加用桂枝以防大剂量麻黄冲表导致阳气衰微。尽管作了如此准备，张仲景还是反复强调大青龙汤是发表重剂，对机体冲击太大，只能用于正盛邪实，如果误用于虚证，还是容易出现厥逆筋惕，出现第29、第30条描述的问题，医者仁心，由此可见。

大青龙汤证正气亢盛，全身血管扩张，却被判为寒证，重用散寒药物，丝毫不用苦寒，反映出"有寒就是寒证，无寒才可能是热证"的原则。作为关键因素的病理状态，尤其是在感染性疾病中，如果判断错误，则无疗效可言。

有血管挛缩，脉象弦紧，就是寒证。诊断热证的前提是不能有寒性因素存在，这是因为治疗热证的苦寒药会明显加强挛缩的循环状态，导致病情加重；而治疗寒证的扩血管疗法却对热病影响不大，所以实践中如此划分寒热是科学合理的。这是《伤寒论》中最重要的论述，张仲景科学精确地界定了寒热的概念，后人很少能达到如此高度。

《内经》热论篇中有"今夫热病者，皆伤寒之类也"，《内经》刺志论篇中有"气实者，热也；气虚者，寒也"，寒热的概念非常模糊，并且与虚实捆绑在一起，与《伤寒论》科学严谨的虚实寒热概念差距很大。后世尤其到温病时代认识不到这个问题，寒热的概念混乱，大量寒病被误诊为热病，严重损伤了传统医学的形象。

39. 伤寒，脉浮缓，身不疼，但重，乍有轻时，无少阴证者，大青龙汤发之。

此条为上一条的变证，上一条以寒为主，此条以水郁为主。脉浮缓有力，为正实水郁之象，所以突出症状不是身体疼痛而是身体沉重。整体功能不虚，会有"乍有轻时"的表现，由此排除少阴病，也就是大青龙汤的禁忌证。上一条以散寒为主，此条以排除体表瘀积的水液为主，与第27条桂枝二越婢一汤相似，只是虚实不同而已。

为什么同为大青龙汤证，上一条表现出中风症状，而此条却表现为伤寒？上一条正气充盛，感染后正气沸腾趋表，即使体表血管受寒有挛缩的倾向，但受正气影响仍能表现为扩张，出现体表充血类似无寒感染的症状，而通过脉诊则很容易发现血运旺盛、血管扩张表象之下强烈的挛缩趋势；此条则是表层水瘀阻碍正气达表出现血循环不良的伤寒表现，这种情况一般是由于病程较长导致正邪胶着或患病个体的体质不同导致的症状差异。

在这两条的诊断过程中，脉诊发挥了决定性的作用，对于判断虚实寒热有不可替代的作用。中医史上很少有其他著作对脉学的认识如此深刻，也很少有人对脉学的应用如此完美。

"中风"和"伤寒"这两个概念只是症状描述，而不是病理概念。

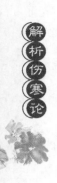

临床遇到"中风"或"伤寒"表现者一定要把握病机，认真分析清楚正气及循环情况，才可避免错误治疗。

40. 伤寒，表不解，心下有水气，干呕、发热而咳，或渴，或利，或噎，或小便不利、少腹满，或喘者，小青龙汤主之。

麻黄（去节）　芍药　细辛　干姜　甘草（炙）　桂枝（各三两，去皮）　五味子（半升）　半夏（半升，洗）

上八味，以水一斗，先煮麻黄，减二升，去上沫，内诸药，煮取三升，去滓，温服一升。若渴，去半夏，加栝蒌根三两；若微利，去麻黄，加荛花，如一鸡子，熬令赤色；若噎者，去麻黄，加附子一枚，炮；若小便不利、少腹满者，去麻黄，加茯苓四两；若喘，去麻黄，加杏仁半升，去皮尖。且荛花不治利。麻黄主喘，今此语反之，疑非仲景意。（臣亿等谨按，小青龙汤大要治水。又按《本草》，荛花下十二水。若水去，利则止也。又按《千金》，形肿者，应内麻黄。乃内杏仁者，以麻黄发其阳故也。以此证之，岂非仲景意也。）

此条与前述太阳阳明合病都是呼吸道、消化道与体表同时受累，是什么原因导致前者适用麻黄汤，而后者要用小青龙汤？

此条描述虚弱的机体感染病原体，虽然虚弱但仍能压制病邪使其聚集于体表、消化道或呼吸道，人体功能紊乱，出现呕、利、噎、小便不利等各种不同表现。治疗以桂枝汤补充正气，麻黄、细辛驱寒，半夏、五味强化管腔系统排泄。

小青龙汤为体虚感寒用方，具体又会因患病机体的差异导致症状偏重于消化道、呼吸道、循环系统或泌尿系统，治疗则是在小青龙汤的基础上给予相应调整，很好地表现了张仲景对疾病共性与个性问题的把握。

整体观念是中医最重要的核心理论，全身病机一致则是《伤寒论》的灵魂，这些认识与现代唯物主义哲学相一致，是传统医学理论伟大之处。相同的处方可以治疗多系统疾病，说明全身状态一致，而临床症状可能是利，也可能是喘，还可能是泻，局部又会有差异。相同的情况还有很多，小柴胡汤、真武汤、四逆散等都是作用部位广泛，不是专门针对某一经络的问题，说明组方原则与病变部位关系不大，与传经理论没有关系。

我们根据这一原理得出同一个体所有症状基于相同病机可用相同处方的论断，在诊治疑难病症方面取得了很好的疗效。

《伤寒论》研究的是人体整体的变化，而不是局部的、肤浅的病症，这种全身广泛联系的观点是科学的。

41. 伤寒，心下有水气，咳有微喘、发热不渴。服汤已，渴者，此寒去欲解也，小青龙汤主之。

心下有水气是描述阳气不足、机体水液循环功能偏弱的慢性问题。体弱、局部病理改变明显、感染后在体表和呼吸道形成明显寒象，为小青龙汤证。服药后出现口渴，反映治疗后机体功能增强、病理状态逐渐缓解、侵入体内的病原被清除。

临床上体质弱、消化不良的病人外感风寒出现咳喘、吐泻、小便不利都可以应用小青龙汤，古人叫作"效如桴鼓"。

42. 太阳病，外证未解，脉浮弱者，当以汗解，宜桂枝汤。

桂枝（去皮）　芍药　生姜（各三两，切）　甘草（二两，炙）大枣（十二枚，擘）

上五味，以水七升，煮取三升，去滓，温服一升。须臾啜热稀粥一升，助药力，取微汗。

太阳病，脉浮弱不紧，是体虚但仍有抵抗力，并且没有体表及黏膜挛缩的脉象，治疗选用桂枝汤，温补，以增强人体功能以祛邪。

此处"外证未解"是指发热、恶风等表现仍然存在，病原在内环境存活。在有寒性诱因存在的情况下，则是指内环境有病原，并且在受寒的局部有聚集的表现，称作表证，其多有明显畏寒表现。

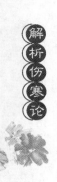

此条所谓的"汗解"，是服用桂枝汤后正气充盛的表现，与麻黄汤扩张体表导致出汗的机理有很大差别。《伤寒论》中的"汗法"一词应用很混乱，应该是后人错误传抄形成的，对此必须有明确的认识，不可含糊。

43. 太阳病，下之微喘者，表未解故也，桂枝加厚朴杏子汤主之。

桂枝（三两，去皮）　甘草（二两，炙）　生姜（三两，切）　芍药（三两）　大枣（十二枚，擘）　厚朴（二两，炙，去皮）　杏仁（五十枚，去皮尖）

上七味，以水七升，微火煮取三升，去滓，温服一升，覆取微似汗。

太阳误下导致机体受损，黏膜功能下降，但整体未至大虚，仍能积极抗邪。治疗用桂枝汤增强机体抵抗力，厚朴、杏仁强化黏膜分泌和蠕动功能，与第18条条文的问题很相似。

现代医学的喘息是指因支气管痉挛所致，与麻黄汤的喘相似，典型体征是存在哮鸣音，治疗用麻黄、细辛等以散寒、扩张气管为主。

此处的喘是指另外一种呼吸道黏膜功能不良导致的呼吸困难，临床很常见，二者在临床中常伴随存在，但病理状态有很大差异。

类似的症状很常见，反复胸憋、呼吸困难，心电图、胸片、心肌酶检查均无异常，追问病史多有胃肠功能衰退症状。蠕动能力不足、管腔顺应性较差是其主要原因。

治疗的同时还要做好宣教，指导患者坚持良好的生活习惯，尤其是饮食习惯，适当运动促进黏膜蠕动，并保持全身功能处于良好状态。

44. 太阳病，外证未解，不可下也，下之为逆；欲解外者，宜桂枝汤。

太阳证外证未解，内环境中有大量病原体存在，虽然有下法治疗的指征，但单纯使用下法清除黏膜系统积聚病原时，容易损伤正气引致内环境病原扩散，加重机体损伤。所以要先用桂枝汤帮助机体清除内环境的病原，使下一步的下法更安全。

此条是讲无寒性因素的太阳病，有寒存在时不仅有病原血症，还有体表局部病原聚集，不适宜用下法。

因为黏膜和内环境同时出现问题的情况非常多见，所以这种情况下（合病状态）如何安全清除病原成为《伤寒论》中的一个重要话题。临床处置必须掌握虚实寒热，分清轻重缓急，合理安排先后次序，不可顾此失彼。

45. 太阳病，先发汗不解，而复下之，脉浮者不愈。浮为在外，而反下之，故令不愈。今脉浮，故在外，当须解外则愈，宜桂枝汤。

太阳病，脉浮弱，体虚外感本应用桂枝汤补虚，却误用麻黄汤发汗。发汗后病情不解，认为黏膜有病原聚集，不顾脉浮，再用下法，导致病证未除、正气受损的局面。脉浮，机体仍有抵抗能力，可以用桂枝汤帮助机体清除病原。

发汗主要通过改善循环状态引导机体清除内环境中的病邪。下法则是通过强化蠕动清除管腔黏膜系统拦截滞留的病邪。当用发汗而误用下法则不仅内环境问题没解决，还消耗正气；病邪主要在管腔黏膜聚集汗法则徒伤正气，严重打击管腔蠕动排泄能力。

辨证不清，下法、汗法混淆，反复误治，所幸正气未至大虚，仍有较强抵抗力，故用桂枝汤扶正以祛邪。

《伤寒论》太阳病主要就是论述机体对病邪的抵抗能力，"邪之所凑，其气必虚"是其法门。人体病理状态最突出的部位，就是病情最严重的部位，也是张仲景设法清除的重点。

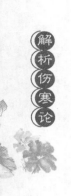

46. 太阳病，脉浮紧、无汗、发热、身疼痛，八九日不解，表证仍在，此当发其汗。服药已微除，其人发烦目瞑，剧者必衄，衄乃解。所以然者，阳气重故也。麻黄汤主之。

典型麻黄汤证，病程较长，局部血运瘀积明显，血管壁出现损伤，麻黄汤不能很好地解决此问题，所以出现上述表现。

如果鼻衄能够有效改善局部血循环瘀滞的状况，病情自然能得到缓解。组方可以参照桃核承气汤，酌情加用石膏、桃仁等药物缓解血瘀，效果要好一些。

47. 太阳病，脉浮紧，发热，身无汗，自衄者愈。

典型伤寒麻黄汤证，体表病邪瘀积，通过鼻衄达到排泄病邪、缓解血郁病机就有病愈的可能。

这与刮痧、拔罐、三棱针放血是相似的作用机理。这些方法都要求病患身体较强壮，病原在体表聚集的程度较高，适当的出血就能获得很大程度的病原排出和局部循环改善，病情易于痊愈。对于体虚的病人则不合适，机体打压病原的能力不足，病原在体内的分布比较弥散，出血不能有效排除病原反而削弱机体功能，有可能造成严重后果。

所以发汗、刮痧、放血等均不适于小儿、年老及体弱多病者。

48. 二阳并病，太阳初得病时，发其汗，汗先出不彻，因转属阳明，续自微汗出，不恶寒。若太阳病证不罢者，不可下，下之为逆；如此可小发汗。设面色缘缘正赤者，阳气怫郁在表，当解之熏之；若发汗不彻，不足言，阳气怫郁不得越，当汗不汗，其人躁烦，不知痛处，乍在腹中，乍在四肢，按之不可得，其人短气但坐，以汗出不彻故也，更发汗则愈。何以知汗出不彻，以脉涩故知也。

此条描述发病开始为阳明太阳病，治疗后如果表寒缓解、内热加重致病态向阳明病转变，就可以用下法清除管腔聚集的病原。如果太阳病没有消失，内环境病原未完全解除，局部血液瘀滞仍存在，出现烦痛不安的表现，就不适用下法，此时可以轻度发汗，既能解除表邪，又不至于加重阴亏；如果汗后外证还很明显，可能是水液瘀滞的情况，可试用火法发汗法；如果还是无法改善汗出不彻的问题，出现燥烦、脉涩，可加大发汗力度发汗，酌情选用大青龙汤治疗以促进水液代谢，清除表证。

不同个体发汗后的转归千差万别，但都是由个体体质决定的，临床必须动态观察，依照具体病机处理。

此处涩脉，既不同于体表寒性挛缩的紧脉，也区别于汗后病解之缓脉，反映出局部循环欲汗不汗的状态，多由水液瘀滞引起。

此条文中出现了两个"汗出不彻"，后边是真正的"汗先出不彻"形成体表水郁，出现"烦躁不知痛处"。前边的"汗出不彻"应该是汗法无法解决之意，而不是指发汗程度不够，相同的问题也出现在第189条，条文中出现如此现象应该是后人混淆这些条文形成的。

49. 脉浮数者，法当汗出而愈。若下之，身重、心悸者，不可发汗，当自汗出乃解。所以然者，尺中脉微，此里虚。须表里实，津液自和，便自汗出愈。

脉浮数反应病原入侵，机体状态较好，能够压制病原于局部，理应用麻黄汤调整机体状态至最佳以祛除病原。误下不仅没有有效清除病原，反而使机体遭受重创，导致出现严重正气不足之象。因此不能再消耗正气用麻黄汤发汗，可待人体自行恢复。此处只是强调正气受损不宜再行攻伐伤正，辨证施治即可，未必要等机体自己恢复。

《伤寒论》脉法和《内经》脉法很大程度上是一致的，有明显的传承关系。我们用现代科学的眼光分析传统医学脉法，其有很多优点。脉法选择体表的一小段动脉，通过医者的手指感知它的紧张度、弹性、顺应性等血管壁的情况和血管内血液的充盈性、流动性、压

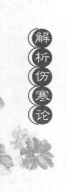

力、冲击力度，据此推断全身组织、脏器的工作情况。《伤寒论》病机包括正气和循环两个方面，其中正气又分阴阳来论述，循环又包括血管壁和血液状态。脉诊时手指能感知到的信息满足了病机两个方面的要求，所以脉象就是全身病机在局部动脉上简单、直接的反应。

对个体体质全身一致性的认识既是《伤寒论》脉学的基础，也是伤寒六病理论的基础，完全符合唯物主义辩证法对系统内各部分统一性的认识。

《伤寒论》脉法基本都在讲脉势，对脉位问题的辨别仅限于对整体功能状态的分析。我们把循环系统看作整体，寸部和浮取更能代表外围循环的状态，尺部和沉取则更倾向于代表中枢循环的状态。机体防御系统活动、循环系统功能加强会出现外围循环增强，出现浮脉。对于强壮的个体，外围和中枢循环会同步增强；而虚弱的个体则会因机体代谢增强的能力有限、外围循环增强的同时，中枢循环反而不增甚至降低。《伤寒论》通过尺、寸脉鉴别个体功能强弱是可信的。

50. 脉浮紧者，法当身疼痛，宜以汗解之；假令尺中迟者，不可发汗。何以知之然，以荣气不足，血少故也。

此条描述的是麻黄汤禁忌证，麻黄汤发汗驱表邪的同时要消耗大量的物质能量，对于体质弱的个体，直接发汗可致严重后果，轻者出现正气不足的表现，如上一条之身重、心悸者，重者可使感染加重，出现败血症、重要脏器损伤等重症。

麻黄汤证病机是正气不虚、体表血管挛缩，后者是病邪得以与亢盛正气抗衡的屏障，清除此屏障正气必然迅速消灭病原。而正气不足的情况恰恰相反，发汗后正气衰退加重，虚弱的正气即使与病原体无障碍接触，也未必能够消灭病原，反而容易招致严重损伤。

所以发汗祛表邪，一定要补充正气，不要无准备而战。

51. 脉浮者，病在表，可发汗，宜麻黄汤。

脉浮反应机体感邪正气增强，病邪受到压制在体表薄弱区形成聚集。正气和病邪形成对抗局面，宜用汗法改善局部循环，清缴病邪藏身之所。这是总的治疗方向。具体还要结合脉的虚实，是否有脉紧存在选择合适的汗法。

《伤寒论》太阳病关注病原血症时期正气的虚实和病原体在机体的分布情况，并给出最佳的消除病原血症的方法。病原血症是引起发热、畏寒、乏力等表现的原因，循环不佳的部位是病原体的主要隐藏之处。改善循环，正气攻邪，清除病原，症状缓解。所以用发汗的方法打开瘀闭的体表，病原体被消灭，内生致热原下降，产热停止，体温下降至正常。出汗可以帮助人体散热，有利于体温下降。

通过多年的临床实践，笔者认为解热镇痛药物应该也是通过上述机理发挥治疗作用的，现代临床应用此类药物也应该遵守《伤寒论》对汗法的要求。

现代医学"抑制内生致热原"实现降温的假想，根本认识不到"退烧"的真实机理，因为只要不能有效降低内环境病原浓度，人体防御系统必然拼死抵抗，发热等症状不可能消失。

不了解发汗（解热镇痛药）对病情的影响，自然不能科学合理地指导临床应用，《伤寒论》中汗后各种不良反应在现代临床退热治疗中都很常见。安痛定的作用大致相当于麻黄，地塞米松则近似于桂枝，我们在严格遵循伤寒大法辨证施治，取得理想疗效的同时又能避免不良反应。

52. 脉浮而数者，可发汗，宜麻黄汤。

麻黄汤不宜用于体虚者、桂枝汤不宜用于有寒性诱因存在时，黄芩汤不宜用于虚证、寒证，其他的情况三者都可应用。同为麻黄汤、桂枝汤和黄芩汤的非禁忌证，同时满足伤寒、太阳中风、温病的条件。

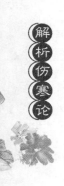

病机既可以用麻黄汤，又可以用桂枝汤，也可以用黄芩汤，所以文中用可、宜这样的用语。

53. 病常自汗出者，此为荣气和。荣气和者，外不谐，以卫气不共荣气谐和故尔。以荣行脉中，卫行脉外。复发其汗，荣卫和则愈。宜桂枝汤。

此条描述常见的体虚表现，因为在睡眠时症状更突出，现在通常叫盗汗，是人体控制汗出的功能不正常，导致体液以汗的形式不适当的漏出体外的现象。合并无寒感染时，体表扩张漏汗更明显，通常还会伴有其他功能不良的表现，如乏力、消化不良、睡眠不佳等问题。

桂枝汤柔和地增强机体功能，对缓解漏汗有作用，但也一定要认识到这种问题都属于慢性病理状态，单纯药物治疗效果不持久。

建立良好的生活习惯并且长期坚持是改善体质的根本途径。一、养成良好的饮食习惯，以富含粗纤维食物为主，发挥食物对消化道的锻炼作用。纠正人们对水果的错误认识，适量的水果可提供维生素和植物纤维，而过量的生冷刺激及植物酸碱会可破坏正常的消化道环境，引致胃肠功能紊乱、营养不良。二、规律进食，建立良好的胃肠作息规律，规律地充满与排空有利于保持组织的弹性和收缩能力。三、养成按摩腹部、定时排便的好习惯，帮助克服大便对蠕动的阻碍，有助管腔系统蠕动功能的恢复。四、不随便服用寒凉类中药，必要时请专业人士指导，避免苦寒伤正。五、加强体育锻炼是强化全身功能并促进功能协调的根本方法。适宜强度、规律的体育锻炼对全身功能的促进作用是任何技术手段无法代替的。

54. 病人脏无他病，时发热、自汗出，而不愈者，此卫气不和也。先其时发汗则愈，宜桂枝汤。方二十。

这是一种纯粹的体质虚弱的状态，多表现为手足心热、睡眠时汗液漏出，这些表现都是人体功能差，对能量、水等物质的控制能力不足导致的泄漏。用桂枝汤温补可有效增强上述功能，缓解症状，与上一条机理相同。

此条文描述的状态临床很常见，病患多伴有消化不良、乏力、气短、怕冷等全身功能衰退表现，在此基础上可伴发结核、淋巴瘤等慢性消耗性疾病。"时发热"既有体质弱、反复感染的因素，又有类似太阴病手足心热的机制存在，都是人体防御系统活动的表现。

《内经》讲"壮火食气，少火生气"，李东垣讲"火与元气不两立"，还有郑钦安等人都认识到身体虚、抗病能力差更容易表现防御反应活动。上述认识是温补派的重要理论基础。《伤寒论》对这一问题的认识更在这些人之上，认识到防御反应出现的本质多是体虚，这是温补派区别于寒凉派的重要标志。寒凉派不明此理，把大量虚热当热病治，导致寒凉药泛滥。但从历史上讲，温补的思想从没有占据过上风，传统医学发展至近现代这种情况也没有明显改善。

防御反应是人体的重要功能，针对体内各种异常情况，包括抗感染、应激、清除异物和修复病理改变的功能。本书中将这些功能统称为防御功能，因为它们作用类似，常常同时起作用，都有相似的临床意义。这些功能对种群生存有重要意义，相对于人体基础功能有优先权，所以它的出现不代表人体功能状态良好，反而是更多见于体虚的人。

这种问题临床非常多见，儿科常诊断为缺钙等微量元素缺乏性的疾病，补充营养常常没有作用。学习《伤寒论》后笔者认识到张仲景把这种情况辨证为阳虚，着眼于个体功能低下的问题，是阳虚吸收功能低下导致钙锌等阴性物质的缺乏，治疗则是用桂枝汤增强机体功能。

人体始终与外界存在各种交流，很多外因都会对人体的功能状态造成各种影响。尤其是饮食，既能提供营养，又能明显影响管腔系统消化、吸收、排泄、防御等功能，进而对全身状态形成广泛影响，所

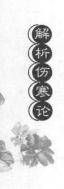

以对于健康有重要意义。

食物首先是营养作用，现代医学对此研究非常透彻。另外就是维持管腔系统功能的作用，后者又与吸收、蠕动和排泄等功能直接相关。我们知道外源性营养需要经过消化、吸收、转化、合成才能变成自身机体的组成部分，变成真正意义上的营养，过量地摄入高营养反而造成这些功能破坏，导致营养紊乱，这是被现代医学忽略的问题。

笔者借鉴《伤寒论》一分为二的方法对食物的作用做了总结。蔬菜：富含粗纤维，经过烹饪后生物酸碱灭活，几乎没有营养价值，但能促进消化道蠕动、吸收、排泄，对提高消化道乃至全身功能有重要意义。肉蛋类：属于高级营养物质，人体不可缺失，但属于难消化物质，对消化道及体内分解、合成代谢都有很大压力，所以必须适量。零食、水果、冷饮（包括生食的蔬菜类），有一定的营养作用，但过量会抑制人体功能，所以要严格控制摄入量。

没有营养的物质本质上讲是最有营养的物质，高营养的物质反而导致严重的营养问题，这就是《伤寒论》的哲学观念。所以中国传统的以蔬菜和米面为主、适量肉蛋奶及水果的饮食结构最合理。

我们根据这一指导思想加强宣教，同时结合用药改善部分人体吸收能力低下的问题，效果良好。

55. 伤寒脉浮紧，不发汗，因致衄者，麻黄汤主之。

太阳病脉浮紧、无汗，正邪交争、局部血郁导致鼻黏膜破损出血。临床上因为上呼吸道为病邪早期入侵部位，加之鼻黏膜较脆弱，所以鼻衄多见。可用麻黄汤扩张血管，缓解循环，祛瘀除邪。

伤寒脉紧无汗是典型的麻黄汤证，作为《伤寒论》中最著名的方剂，麻黄汤在《伤寒论》中的地位非常重要，代表了传统医学尤其《伤寒论》中最精华的部分。仔细分析麻黄汤组方原则和病机的针对性关系，对于正确理解《伤寒论》至关重要，也对现代医学的抗感染理念有强大的指导作用。

麻黄汤证脉浮紧，按不虚，无汗畏寒，反映患病个体体质较好，在寒性诱因存在时出现病原入侵。机体状态良好，打压病原体于体表，而病原也借助寒性诱因造成的体表血管挛缩、血循环淤滞来抗拒人体防御系统发挥作用。

张仲景用麻黄来扩张体表循环，体表扩张发汗需要消耗很多能量，所以要加桂枝柔和地兴奋机体代谢；甘草和杏仁既能辅助桂枝，又能缓解常合并的呼吸道症状。最终体表扩张、血郁缓解，内环境病原无处可藏，迅速被机体清除。

这种情况多见于现代医学所谓的流行性感冒，身体健康的人喝热水、盖厚被休息一下，发汗后就可能痊愈，是单纯依靠自身体力就能消灭体表的病理状态。现代医学使用的解热镇痛剂有类似于麻黄的作用，所以连续服用可以帮助痊愈。

《伤寒论》是靠消除病原藏身之地，引导人体正气治愈疾病的。现代我们用抗生素治疗这类疾病疗效反而不理想，就是因为没有针对性地解决局部循环问题，而循环问题的存在造成最需要抗生素的局部无法达到有效的治疗浓度。

麻黄汤是针对健康的人体制定的，那么身体不健康的人出现类似问题应该怎么治疗呢？在《伤寒论》中，张仲景正是通过六病理论科学划分了不同机体状态的人群，并给出有针对性的弥补措施来保证机体消除疾病。

56. 伤寒不大便六七日，头痛有热者，与承气汤；其小便清（一云大便清）者，知不在里，仍在表也，当须发汗；若头痛者必衄。宜桂枝汤。

此条强调小便对虚实的鉴别，机体阳盛阴液亏损就会因尿液量少而代谢产物多出现尿色深重的表现；体质虚弱则代谢产物少，不论尿液多少都不容易出现尿色深重。

实者可酌情用承气汤攻邪，虚者不能直接发表攻下，可以用桂枝

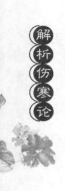

汤柔和扶助机体，以守为攻。

小便性状是重要的鉴别机体虚实的症状，临床应用有很重要的意义。但一定要放在《伤寒论》整体理论中全面考虑，切忌断章取义，注意结合脉诊仍然是重要的方法。

"若头痛者必衄"与上下文语境相差很大，考虑错简所致，应该不属于原文内容。

57. 伤寒发汗已解，半日许复烦，脉浮数者，可更发汗，宜桂枝汤。

汗后复发，脉浮数，仍有正气抵抗，故需继续抗邪。前次发汗，可能消耗较多正气，此次再次发汗宜用桂枝汤温补正气祛邪，当然临床需具体分析。

只要保证正气充盛，尽量消除局部不良循环状态，防御系统就能持续发挥强大能力，从而迅速消灭病原。

58. 凡病，若发汗，若吐，若下，若亡血、亡津液。阴阳自和者，必自愈。

不论什么样的治疗只要能顺应人体的具体病情，起到调和阴阳、清除病理状态的作用，就可能使疾病痊愈。

"阴平阳秘"是《内经》的认识，指正气阴阳和谐充盛，并且能贯彻到身体每个角落。《伤寒论》中"阴阳自和"也是如此，认为协调充实的正气是抗病的关键。"阴平阳秘"是一个理想状态，是所有养生治疗的目标，是实现健康的根本。

正气是中医理论体系中最重要的概念之一，用来描述个体具体功能状态。正气的基础就是人体的物质属性，是具体个体所有构成物质表现出的功能的总和。

人体的物质构成非常复杂，现代医学也远远没有搞清楚，所以现代医学对人体功能状态没有太多认识。然而张仲景却用一个很简单的方法解决了这个问题，那就是哲学一分为二的方法，使用的是阴阳两个概念。《伤寒论》对阴阳的应用主要在于分析人体的物质构成，用简单的方法实现了对人体正气状态的准确把握。

59. 大下之后，复发汗，小便不利者，亡津液故也。勿治之，得小便利，必自愈。

发汗、攻下引致人体阴阳两亏，出现小便不利，即使不治也可等待机体自然恢复出现小便量正常而自愈。

这种情况属于辨证清楚、处理到位，病理状态消除后，机体稍有损伤，等待机体自动恢复即可。

"勿治之"强调的是不能治疗错误，否则无端耗费大量正气，病情反而不易恢复。

60. 下之后，复发汗，必振寒、脉微细。所以然者，以内外俱虚故也。

发汗、攻下对人体的消耗很大。脉细微提示严重阴阳两亏，功能低下；振寒反映人体机能不足，处于应激状态，加强机体功能以维持基本代谢水平。这种情况是病机判断错误造成的，发汗、攻下没有考虑内虚的因素，导致内虚加重，不论有无合并感染都可能出现严重的后果。所以临床处置方案一定要周密设计，谨慎实施，尽量保护好正气。

消除疾病，首先要保护正气，因为正气是健康的根本。机体与疾病的斗争是长期复杂的过程，治疗不仅仅是解决眼前的问题，还要放眼未来，为以后的斗争保留足够的资本。

61. 下之后，复发汗，昼日烦躁不得眠，夜而安静，不呕、不渴，无表证，脉沉微，身无大热者，干姜附子汤主之。

干姜（一两）　附子（一枚，生用，去皮，破八片）

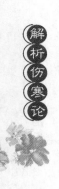

上二味，以水三升，煮取一升，去滓，顿服。

此条为误治发汗、攻下后形成的重症，昼间人体功能较高时表现出功能活动的迹象，夜间则完全处于功能抑制状态，属于正气衰退危重症，急用干姜附子重补。

《伤寒论》中也考虑季节、气候、早晚对机体状态的影响，但都是在具体个体体质的基础上综合考量。

62. 发汗后，身疼痛，脉沉迟者，桂枝加芍药生姜各一两人参三两新加汤主之。

桂枝（三两，去皮）　芍药（四两）　甘草（二两，炙）　人参（三两）　大枣（十二枚，擘）　生姜（四两）

上六味，以水一斗二升，煮取三升，去滓，温服一升。本云桂枝汤，今加芍药、生姜、人参。

汗后身痛脉沉迟，提示阳伤阴郁，桂枝加生姜、芍药、人参阴阳双补而行水。

63. 发汗后，不可更行桂枝汤。汗出而喘，无大热者，可与麻黄杏仁甘草石膏汤。

麻黄（四两，去节）　杏仁（五十个，去皮尖）　甘草（二两，炙）　石膏（半斤，碎，绵裹）

上四味，以水七升，先煮麻黄，减二升，去上沫，内诸药，煮取二升，去滓，温服一升。

病机属于麻黄证，用桂枝汤治疗后一般症状缓解，但仍汗出而喘，说明驱寒不足，汗后支气管痉挛未解除，不宜再用桂枝汤。

用麻黄扩张支气管，杏仁化痰促排泄，石膏增加腺体分泌，甘草护正气。此方与麻黄汤应用相似，但更侧重呼吸道作用。

64. 发汗过多，其人叉手自冒心，心下悸欲得按者，桂枝甘草汤主之。

桂枝（四两，去皮） 甘草（二两，炙）

上二味，以水三升，煮取一升，去滓，顿服。

汗后心悸是人体对循环血量不足的一种代偿，见于体弱阴阳两虚的个体，严重者会形成奔豚发作，用桂枝甘草汤阴阳双补能迅速缓解症状。

症状类似低血糖反应，我们原来的治疗是单纯补充糖分、补充糖类等物质，而应用《伤寒论》一分为二的阴阳辨证，我们就会发现这种问题的表象是血糖不足，而本质是动员产糖、维持血糖的能力低下。所以治疗可以维持血糖（补阴），更关键的是要增强机体功能，培养维持血糖稳定的能力（补阳）。

阴阳双补的效果优于单纯补充糖分，并且通过反复宣教，指导患者养成良好的生活习惯，促进体质改善，远期效果也很理想。

一分为二的哲学方法优势很明显，既能全面分析系统中的各个因素，又能掌握各个因素的优劣，用于分析人体病证的变化。所以说《伤寒论》是医学哲学，辩证的思维方法有很多值得我们学习。

65. 发汗后，其人脐下悸者，欲作奔豚，茯苓桂枝甘草大枣汤主之。

茯苓（半斤） 桂枝（四两，去皮） 甘草（二两，炙） 大枣（十五枚，擘）

上四味，以甘澜水一斗，先煮茯苓，减二升，内诸药，煮取三升，去滓，温服一升，日三服。

作甘澜水法：取水二斗，置大盆内，以勺扬之，水上有珠子五六千颗相逐，取用之。

与上一条同义而症状更严重，治法即上法加用茯苓、大枣以行水护正。

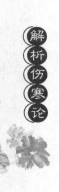

奔豚为一种发作性病理反应，多由惊吓或体虚功能失代偿状态诱发。临床表现由中下腹部突然出现的紧张感，迅速向上传导并引致严重的心律失常。惊吓发作多为一过性症状，体虚者可见持续性发作。结合现代医学应激概念分析，我们认为奔豚属于肾上腺激素快速释放反应。

奔豚现象属于人体防御机制的一部分，对于提高人体功能、度过危急时刻有一定意义。出现奔豚也反应机体出现了严重问题，平时必须注意增强体质，防止此类应激状态出现。

临床体虚者用此方扶助机体功能效果良好，《金匮要略》中有详细分析治疗奔豚的章节，为我们处理心律失常提供了更多的思路。

66. 发汗后，腹胀满者，厚朴生姜半夏甘草人参汤主之。

厚朴（半斤，炙，去皮） 生姜（半斤，切） 半夏（半升，洗） 甘草（二两） 人参（一两）

上五味，以水一斗，煮取三升，去滓，温服一升，日三服。

汗后功能低下以胃肠蠕动减慢、出现腹胀为主要表现者，治疗以扶正为主，加厚朴、半夏适度刺激消化道蠕动。

汗后也可能阳盛阴亏大便燥结导致腹胀，与此差别很大，处理不同，所以临床一定要注意结合脉象综合分析，切忌死搬条文。

《伤寒论》言简意宏，须全面分析，避免断章取义。

67. 伤寒，若吐、若下后，心下逆满、气上冲胸、起则头眩、脉沉紧，发汗则动经，身为振振摇者，茯苓桂枝白术甘草汤主之。

茯苓（四两） 桂枝（三两，去皮） 白术 甘草（各二两，炙）

上四味，以水六升，煮取三升，去滓，分温三服。

吐法、下法治疗后出现全身功能低下、水盐代谢紊乱。机体进入应激状态，全身血管收缩，导致脉紧、头眩、心下逆满。治疗选择茯苓桂枝白术甘草汤扶助正气，促进水盐代谢运行。

这种情况属于临床危重症，机体受损、阴阳两虚，切不可再用麻黄汤耗伤正气，以防诱发真武汤证。

《伤寒论》用阴阳一分为二的方法分析机体功能很有辩证唯物主义特点。阴亏是水盐不足，同时阳气也很虚弱，治疗上不仅针对阴液，更强化补阳，避免了治疗偏差。

现代医学用多巴胺、肾上腺素扶阳是要等到机体功能严重衰竭才实施的，而张仲景则能发现阳虚的潜在危险，早期就采用桂枝、茯苓等扶助阳气了。

68. 发汗，病不解，反恶寒者，虚故也，芍药甘草附子汤主之。

芍药　甘草（各三两，炙）　附子（一枚，炮，去皮，破八片）

上三味，以水五升，煮取一升五合，去滓，分温三服。

原为里虚外感，麻黄汤误汗后病情加重，正气虚弱、卫外不足导致恶寒，治以阴阳双补兼顾驱邪。

机体为发汗付出惨重代价，病情却更加严重复杂，属于典型的误治。张仲景要求我们一定要严格评估正邪态势，精确制定攻防策略，务必用最小的代价换取最大的疗效。"杀敌一千，自损八百"局面要不得，同归于尽的治疗更是无法接受。

此方与桂枝汤相似而力量较强，更接近于附子汤。

69. 发汗，若下之，病仍不解，烦躁者，茯苓四逆汤主之。

茯苓（六两）　人参（一两）　附子（一枚，生用，去皮，破八片）　甘草（二两，炙）　干姜（一两半）

上五味，以水五升，煮取三升，去滓，温服七合，日三服。

阳虚水郁五苓散证，误用发汗、攻下治疗后，正气遭受严重打击。水郁的病理状态未除，反而诱发烦躁这样的邪盛正虚的危象，急

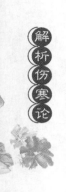

用茯苓四逆汤补救。四逆汤加人参、茯苓，扶正补虚，利水安神。

影响正气发挥抗感染能力的因素是正虚水郁，却用治表里证的方法处理，当然导致病情加重。

上述几种情况都是错误判断病机造成的，属于误治，所以传统医学强调药病相投，就是这个道理。

70. 发汗后，恶寒者，虚故也；不恶寒，但热者，实也。当和胃气，与调胃承气汤。

芒硝（半升） 甘草（二两，炙） 大黄（四两，去皮，清酒洗）

上三味，以水三升，煮取一升，去滓，内芒硝，更煮两沸，顿服。

本阳虚，发汗后阳更虚；本阳盛阴亏，发汗后阴更亏。相同的治疗，在不同个体会出现不同后果，所以对个体病机的准确把握是至关重要的问题。

第26条也是汗后实热，是阴液亏竭限制了机体杀灭内环境病邪的能力，所以用白虎汤补阴。此条同样是阴液亏，是在消化道表现得更严重，所以用调胃承气汤补阴，促进消化道蠕动以排泄病原。

71. 太阳病，发汗后，大汗出，胃中干，烦躁不得眠，欲得饮水者，少少与饮之，令胃气和则愈；若脉浮，小便不利，微热，消渴者，五苓散主之。

猪苓（十八铢，去皮） 泽泻（一两六铢） 白术（十八铢） 茯苓（十八铢） 桂枝（半两，去皮）

上五味，捣为散，以白饮和服方寸匕，日三服。多饮暖水，汗出愈。如法将息。

大量发汗体液丧失，出现少阳阳明之消化道阴液不足轻症，少量多次补充水分就可缓解阴亏而愈。

如果出现小便不利、消渴等阴液不足症状，同时脉浮、微热则提示有水液运化障碍存在，就符合消化道水郁导致全身水液亏损的病机。治疗用五苓散增强运化能力，以消除消化道水郁、恢复胃肠道功能，从而迅速缓解全身亏水的状态。

后一种情况是平素体弱消化道阳虚水郁，汗后症状显现，大汗后补充水液太快超过机体运行能力也可以诱发。

由此条我们认识到，补水时要注意速度，过快、超过机体运化功能的恢复速度极易造成局部水液瘀滞，阻碍吸收。

72. 发汗已，脉浮数、烦渴者，五苓散主之。

为汗后导致体虚，影响水运，引起消化道水郁、吸收不良与全身阴液不足同时存在的病机状态。

这种情况都是有基础问题者，发汗后病情加重，出现相关症状。

73. 伤寒，汗出而渴者，五苓散主之；不渴者，茯苓甘草汤主之。

茯苓（二两） 桂枝（二两，去皮） 甘草（一两，炙） 生姜（三两，切）

上四味，以水四升，煮取二升，去滓，分温三服。

此条前部同上一条，都是汗出、脉浮、渴，病机与治疗同前两条。后半段条文为汗出脉浮而不渴，为阳虚水郁轻症，治用茯苓甘草汤，桂枝加生姜，有真武汤之意。

二者不是以是否口渴为唯一鉴别点，后者脉象更虚，病情更重。

74. 中风，发热六七日不解而烦，有表里证，渴欲饮水，水入则吐者，名曰水逆，五苓散主之。

与前几条相似，此条为合并感染，病原聚集于功能不良的消化道黏膜，并不断由此进入循环，出现发热等表证。用五苓散强化水运、强化黏膜功能，促进内环境恢复正常，自然使病原体无处可藏而被

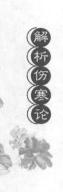

清除。

水郁与寒热一样是常见的病理状态，类似现代医学的水钠潴留，反映水液流通、代谢缓慢，对正气有显著的阻碍作用，常用茯苓、白术、防己等处理。这是太阴病体质合并感染后的表现，反映了此类人群平时就存在机体功能不良。

75. 未持脉时，病人手叉自冒心。师因教试令咳，而不咳者，此必两耳聋无闻也。所以然者，以重发汗，虚故如此。发汗后，饮水多必喘；以水灌之亦喘。

发汗后体虚会出现各种功能不良的问题，听力下降是常见表现；饮水快或饮水量大都会妨碍消化道蠕动而出现腹胀、胸憋等表现；"灌"应该是"濯"的笔误，汗后体虚，用冷水洗浴，极易受寒致喘。

发汗后阴阳两亏，机体状态欠佳，水运缓慢，受凉或大量饮水更容易加重这种问题。

76. 发汗后，水药不得入口，为逆。若更发汗，必吐下不止。发汗、吐下后，虚烦不得眠；若剧者，必反复颠倒，心中懊恼，栀子豉汤主之；若少气者，栀子甘草豉汤主之；若呕者，栀子生姜豉汤主之。

栀子豉汤方

栀子（十四个，擘）　香豉（四合，绵裹）

上二味，以水四升，先煮栀子，得二升半，内豉，煮取一升半，去滓，分为二服。温进一服，得吐者，止后服。

栀子甘草豉汤方

栀子（十四个，擘）　甘草（二两，炙）　香豉（四合，绵裹）

上三味，以水四升，先煮栀子、甘草，取二升半，内豉，煮取一升半，去滓，分二服。温进一服，得吐者，止后服。

栀子生姜豉汤方

栀子（十四个，擘） 生姜（五两） 香豉（四合，绵裹）

上三味，以水四升，先煮栀子、生姜，取二升半，内豉，煮取一升半，去滓，分二服。温进一服，得吐者，止后服。

与上一条相同，体虚发汗诱发水逆，认识不到这个问题而继续发汗，必然症状加重。

汗吐下后还可能出现另外一种不同于"水郁"的病理类型，病理特征为黏膜的轻微损伤，与五苓散证病理状态相差很大，脉诊可以鉴别。方用栀子去虚热；豆豉保护黏膜，促进黏膜修复；少气加甘草补气；呕吐明显加生姜。

同样"入口即吐"，病理状态不同，治疗不同，张仲景总是能透过复杂的表象，把握问题的本质针对病机处理，疗效自然立竿见影。

77. 发汗，若下之，而烦热胸中窒者，栀子豉汤主之。

发汗治疗后再行下法，出现烦热胸室时，表明局部受损瘀滞，用栀子豉汤保护黏膜、消散瘀滞、促进损伤修复。

78. 伤寒五六日，大下之后，身热不去，心中结痛者，未欲解也，栀子豉汤主之。

大下后用栀子汤调整黏膜不良状态，除去黏膜外聚集病原，身热自然消失。栀子豉汤作用柔和，有显著的保护黏膜、促进功能修复的作用，一般用于轻浅的损伤。

此条文中的"大下后"，指临床问题基本解决，只是造成黏膜轻微损伤导致病原残留才适合用此方法处理。

79. 伤寒下后，心烦、腹满、卧起不安者，栀子厚朴汤主之。方四十一。

栀子（十四个，擘） 厚朴（四两，炙，去皮） 枳实（四枚，水浸，炙令黄）

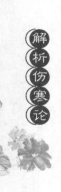

上三味，以水三升半，煮取一升半，去滓，分二服。温进一服，得吐者，止后服。

同为腹胀，此条为黏膜受损，第66条为汗后内虚，病机不同，治疗就有差异。

80. 伤寒，医以丸药大下之，身热不去，微烦者，栀子干姜汤主之。

栀子（十四个，擘）　干姜（二两）

上二味，以水三升半，煮取一升半，去滓，分二服，温进一服。得吐者，止后服。

此条与第78条相似，微烦、结痛都是医源性损伤，此条大下后虚象更突出，用栀子加干姜治疗。

81. 凡用栀子汤，病人旧微溏者，不可与服之。

栀子苦寒易伤正气，旧有久寒里疾者不宜应用。《伤寒论》对寒证的界定非常准确，对于寒凉药物也有深刻认识。苦寒药既不能用于寒证，也不宜用于虚证。

82. 太阳病发汗，汗出不解，其人仍发热，心下悸、头眩、身𥆧动，振振欲擗（一作僻）地者，真武汤主之。

茯苓　芍药　生姜（各三两，切）　白术（二两）　附子（一枚，炮，去皮，破八片）

上五味，以水八升，煮取三升，去滓，温服七合。日三服。

汗法伤正最严重的阶段，阳气大虚，较茯苓甘草汤更进一步。

典型阳虚重症，机体功能衰退导致循环减弱，水盐代谢趋于停滞，方用真武汤扶阳治水，促进水盐代谢。

83. 咽喉干燥者，不可发汗。

平时咽喉干燥，相当于慢性咽喉炎，阴阳两虚、循环瘀滞是常见的病理基础，发汗消耗阳气、发泄水液，可能引致严重后果。

所以即使出现需要发汗的病情，也要采取柔和的方案，注意保护阴阳，治疗参考少阴咽痛条文。

84. 淋家，不可发汗；发汗必便血。

慢性病患，都有体虚的问题，不要随便用汗法，以防虚证加重，导致原有症状恶化。

85. 疮家，虽身疼痛，不可发汗；汗出则痉。

患有慢性疮疡的人体质必然虚弱，气血不足、循环不畅为常见病机。不宜用汗法治疗，否则很容易产生电解质紊乱，出现痉挛。

86. 衄家，不可发汗；汗出必额上陷、脉急紧、直视不能眴（音唤，又胡绢切，下同。一作瞬）不得眠。

衄家血虚，汗后问题加重，激发人体应激反应，出现脉搏紧急、直视等表现。

87. 亡血家，不可发汗；发汗则寒栗而振。

亡血家气血两虚发汗更容易出现体虚颤栗，严重者还会诱发休克。

88. 汗家，重发汗，必恍惚心乱，小便已，阴疼，与禹余粮丸。

体虚盗汗的个体直接用麻黄汤发汗治疗，导致全身血容量不足，容易引发心率加快、神情恍惚等症状，而小便量减少、尿液浓缩则会刺激僵化的膀胱、尿道黏膜，导致阴痛。

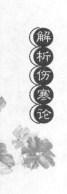

汗家体虚常有广泛慢性病理改变存在，管腔黏膜状态差容易出现尿频、尿痛等问题。与桃花汤证病机相似，炎症成分很小，抗感染治疗没有作用。所以用禹余粮丸针对性治疗，常可达到增强体质、修复病理改变的效果。同时结合宣教，长期调理身体，可以取得满意的疗效。

89. 病人有寒，复发汗，胃中冷，必吐蛔。

病患有久寒，局部有慢性病存在，消化道顺应性差、蠕动不良常见，汗后旧疾加重导致呕吐。

麻黄汤适应证为身体不虚、伴有体表寒性挛缩。应用于慢性病患者可能会导致机体功能降低而引发严重后果。

《伤寒论》太阳病是个复杂系统，包含所有体质类型和各种急慢性病理改变，治疗时要认真分析，区别对待，不可滥用麻黄汤。《伤寒论》中用较大篇幅来描述发汗治疗后的种种不良表现，提醒我们汗法的禁忌，临床应用一定要严格适应证，保证最佳疗效，以防出现医源性损伤。

上述第82～89条基本都是身体阴阳两虚、全身慢性病理改变明显的体质，任何的消耗都可能引出各种的病证。治疗都是阴阳双补，以促进组织修复为主。

以上数条基本都是简单的局部症状，张仲景的认识却不止局部，而是关注全身。《伤寒论》坚持全身统一、全身论治，不只着眼于病处，必然要求判断症状所处的全身环境，而改善全身环境也必然能促进局部问题的缓解。我们正是通过这一方法对许多现代医学棘手的疾病有了深刻的认识，如慢性咽炎、顽固痤疮、反复头痛、紫癜、哮喘、肾炎等。

90. 本发汗，而复下之，此为逆也。若先发汗，治不为逆；本先下之，而反汗之，为逆；若先下之，治不为逆。

合病状态黏膜和内环境都有病原存在，病原体如果主要聚集于内环境，本应先发汗清掉内环境病原，再用下法祛除管腔残留病原，却先用下法治疗，导致机体付出较大代价只清掉少部分病原，内环境病原很可能趁机扩散，为误治。反过来如果病原体主要集中在管腔，少量进入内环境，就应该先下后发汗，如果先发汗则属于误治，可能造成管腔问题恶化。

结合第 44 条条文我们会发现，临床治疗不仅要求正确判断病原的主要聚集区域，而且处理主要区域时还要关注非主要区域的问题。第 44 条是在此条文基础上的更高层次的要求，所以说《伤寒论》对临床问题的认识水平很高。

发汗、攻下都容易引起机体功能下降，所以必须保证用最小的代价祛除尽可能多的病原，这就要求必须精确判断个体体质和病邪分布，并以此决定治疗步骤。

91. 伤寒，医下之，续得下利清谷不止，身疼痛者，急当救里；后身疼痛，清便自调者，急当救表，救里宜四逆汤，救表宜桂枝汤。

错误地用下法治疗严重损伤正气，人体功能衰退明显，必先扶正，此后才可酌情驱邪。扶正后病体仍较虚弱，宜用桂枝汤补正发表，慎用麻黄汤，以防刚刚恢复的正气再次受伤。

扶正、祛邪是《伤寒论》中最重要的两大主题，并且扶正总是放在祛邪之前，祛邪必须服从扶正的要求。这不是口号，而是贯彻整个《伤寒论》理论体系的原则，集中体现了张仲景对于健康状态决定自身功能状态的认知，也代表了传统医学最具特征性的思想内容，是现代医学应该认真学习的。

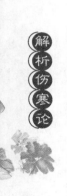

92. 病发热头痛，脉反沉，若不瘥，身体疼痛，当救其里，宜四逆汤。

甘草（二两，炙）　干姜（一两半）　附子（一枚，生用，去皮，破八片）

上三味，以水三升，煮取一升二合，去滓，分温再服。强人可大附子一枚、干姜三两。

病邪入侵，出现发热、头痛，本当脉浮、正气沸腾积极抗邪，但是虚弱的机体却是"脉反沉"，全身功能低下。错误的发汗治疗不仅无效，反而削弱了管腔黏膜的抵抗力，导致更多的病原进入内环境。免疫系统对病原的杀灭作用不足，内环境中病原体横冲直撞、肆无忌惮，形成敌强我弱、城破身死的危急形势。

治疗上只能应用四逆汤振奋阳气、力挽狂澜，而不可再用任何消耗正气的方法。

93. 太阳病，先下而不愈，因复发汗。以此表里俱虚，其人因致冒，冒家汗出自愈。所以然者，汗出表和故也。里未和，然后复下之。

此条应该是张仲景描述别人治疗太阳病的情况。脾胃郁滞的人合并外感，治疗时忽略了对人体的保护，先下后发汗导致机体受损，所幸邪去正气损伤不严重，调养一下就会自愈。如果还有管腔瘀滞，可以酌情消导清除。

张仲景在《伤寒论》里讲述的都是最佳治疗方法，每一个从业者都应该达到这样的水准，但实际上很难做到。不过临床实践中不难发现，只要大致祛除病邪生存的病理状态，同时又没有严重伤害正气，患者就会有很大概率痊愈。

94. 太阳病未解，脉阴阳俱停（一作微），必先振栗，汗出而解；但阳脉微者，先汗出而解；但阴脉微（一作尺脉实）者，下之而解。若欲下之，宜调胃承气汤。

此条文歧义太多，无法直译，结合临床可描述为太阳病，脉象转缓，正虚邪微，机体振作发汗祛除最后的病邪；脉浮不虚则可能需要发汗治疗；脉转实则提示阳明腑实存在，宜用下法解决。

此版本《伤寒论》中脉法很混乱，笔者认为这可能是后世的错误认识混入造成的。根据张仲景整体观念和多数条文的描述，笔者坚信伤寒脉法必然与《伤寒论》的主体理论一致，脉象必然是个体病机在局部的反应。据此笔者在第49条中详细分析了脉法的渊源，并且总结了伤寒脉法的基本机理，本书中所有脉象均按此机理解释。

《伤寒论》流传至今已有1800多年，经过人们反复传抄或口口相传，必定会有很多遗失、错误，后人虽然努力修复，但部分条文难免失误。所幸几千年来人类与疾病斗争的情形没有改变，我们可以通过实践检验、修正这些条文。

95. 太阳病，发热、汗出者，此为荣弱卫强，故使汗出。欲救邪风者，宜桂枝汤。

同第12条，里虚外感无寒性诱因，用桂枝汤增强机体功能，驱除感染因素。体虚无病理改变，治疗以增强正气为主，桂枝汤阴阳平补有利于激发人体潜力抗邪。

第53、第54条为纯虚无感染状态，治疗也是桂枝汤，可见只要病机相同，治疗就相同。以不变应万变，只要纠正病机存在的问题，感染也同样会消失。

96. 伤寒五六日，中风，往来寒热，胸胁苦满，默默不欲饮食，心烦喜呕，或胸中烦而不呕，或渴，或腹中痛，或胁下痞硬，或心下悸，小便不利，或不渴，身有微热，或咳者，小柴胡汤主之。

柴胡（半斤） 黄芩（三两） 人参（三两） 半夏（半升，洗）

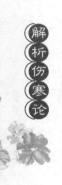

甘草（炙）　生姜（各三两，切）　大枣（十三枚，擘）

上七味，以水一斗二升，煮取六升，去滓，再煎取三升，温服一升。日三服。若胸中烦而不呕者，去半夏、人参，加栝蒌实一枚；若渴，去半夏，加人参，合前成四两半，栝蒌根四两；若腹中痛者，去黄芩，加芍药三两；若胁下痞硬，去大枣，加牡蛎四两；若心下悸，小便不利者，去黄芩，加茯苓四两；若不渴，外有微热者，去人参，加桂枝三两，温覆取微汗愈；若咳者，去人参、大枣、生姜，加五味子半升、干姜二两。

此条文描述的太阳病是少阳病体质合并外感的表现和治疗方法，所以也可以归入少阳病范畴。

条文中描述了病变累及肝胆区、消化道、呼吸道、泌尿系等多个部位的表现。具体病变部位不同，但整体病机状态是一致的，即正气不虚，却不足以祛邪，也就是少阳病状态。

正因为正气不虚，所以治疗以抗邪为主。但同时正不足以祛邪，说明正气有虚的趋势，又必须对抗邪加以限制，以防引起机体功能明显衰退，所以形成了少阳病最具特征的组方形式。

后人评价张仲景用药多变，发出"信手绳墨"的慨叹，正是没有把握仲景遣方用药深意的原因。《伤寒论》的遣方用药是严格规则下的灵活，而非无原则的滥用。

97. 血弱气尽，腠理开，邪气因入，与正气相搏，结于胁下。正邪分争，往来寒热，休作有时，默默不欲饮食，脏腑相连，其痛必下，邪高痛下，故使呕也（一云脏腑相违，其病必下，胁膈中痛），小柴胡汤主之。服柴胡汤已，渴者属阳明，以法治之。

上一条涉及全身，此条较上一条内容局限，着重描述小柴胡汤的指征之一肝胆部位少阳病的形成条件、表现。

从历史上讲，正是因为六经和六病不分，学术界关于《伤寒论》

的争论从来没有停止过，而少阳病定义争论最多的原因就是因为此条文被误读。理解此条文含义时切不可因肝胆属少阳经脉而与《伤寒论》少阳病的概念混淆。

《内经》经络理论基本不涉及虚实问题，《伤寒论》六病则主要用于判断虚实，而与病位判定没有关联。

98. 得病六七日，脉迟浮弱，恶风寒，手足温，医二三下之，不能食而胁下满痛，面目及身黄，颈项强，小便难者，与柴胡汤，后必下重。本渴，而饮水而呕者，柴胡汤不中与也，食谷者哕。

"脉迟浮弱"，为体虚外感，反复攻下误治使病情加重，不可再用小柴胡汤伤正。"渴饮水而呕"属于五苓散证，正虚水郁，误用小柴胡汤必然导致人体受到沉重打击。

前后两部分词条均告诫小柴胡汤属于祛热药，只能用于正气不虚的热证，严禁用于虚证或寒证。此条文中描述的两种虚证均不可使用，是从反方界定了小柴胡汤的适用范围。

99. 伤寒四五日，身热，恶风，颈项强，胁下满，手足温而渴者，小柴胡汤主之。

因为柴胡对肝胆部位作用较强，所以小柴胡汤最适用于肝胆部位的少阳病，其他部位属于少阳病的情况也可以应用，详见第96条。临床把握住少阳病特点，即正盛但不足以祛邪，合理辨证，效果极佳。

小柴胡汤和黄芩汤都是少阳病的代表方剂，都是用于机体功能较强的病理状态。与阳明病的区别是后者在病机上更侧重于阳气亢盛而阴液相对不足的状态，所以组方不用"草枣姜"护正，而用石膏、芒硝补充阴液。

少阳病正气不虚，治疗以攻邪为主，攻邪就要伤正，所以要用相

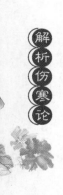

关措施保护正气，甘草、干姜、大枣是常用组合，小柴胡汤、黄连汤、黄芩汤等组方带"草枣姜"的都是类似情况。

《伤寒论》中少阳篇内容较少，是因为少阳病的主要内容被安排到太阳篇和阳明篇里了，所以解读《伤寒论》一定要熟悉其结构。

100. 伤寒，阳脉涩，阴脉弦，法当腹中急痛，先与小建中汤；不瘥者，小柴胡汤主之。

小建中汤方

桂枝（三两，去皮）　甘草（三两，炙）　大枣（十二枚，擘）芍药（六两）　生姜（三两，切）　胶饴（一升）

上六味，以水七升，煮取三升，去滓，内饴，更上微火消解。温服一升，日三服。呕家不可用建中汤，以甜故也。

脉弦且涩均反映正气不足、黏膜血管壁僵化、血液黏稠，最常见的表现就是胃肠蠕动不稳定，反复腹痛。小建中汤中芍药倍桂枝，药性接近中性，适用于慢性病。小柴胡汤偏寒，热证若用小建中汤不效可试用其以增强解郁、促进蠕动的作用。

在《伤寒论》中，我们看到张仲景使用脉象把握人体的主要状态，具体还要结合问诊、查体，甚至还要试验性治疗，这种实事求是的态度，远不是后世神化中医脉诊的人可以比拟的。

101. 伤寒中风，有柴胡证，但见一证便是，不必悉具。凡柴胡汤病证而下之；若柴胡证不罢者，复与柴胡汤，必蒸蒸而振，却复发热汗出而解。

小柴胡汤为少阳病热证用方，作用部位很广泛，正如第96条的描述，临床只要属于少阳病热证，都可以应用，所以说"不必悉具"诸证。

为什么"柴胡汤证而下之"可能病愈，也可能还需要用小柴胡汤？这涉及小柴胡汤和承气汤的区别，承气汤主要作用于消化道，小柴胡汤则侧重于肝胆门脉部位。如果是消化道少阳病热证，用承气汤就能解决；如果是肝胆少阳病热证，承气汤作用很弱，可能就需要再用小柴胡汤了。

小柴胡汤作用广泛，但只适用于热证，黄芩有明显的缩血管作用，误用于寒证必使血管挛缩更加严重！也就是说小柴胡汤是和少阳热证关联，而不是与肝胆门脉部位关联。

102. 伤寒二三日，心中悸而烦者，小建中汤主之。

小建中汤有温补阴阳、改善气血循环的作用，有利于改善黏膜状态，增强胃肠蠕动，减轻因内脏关联导致的心中悸动、烦躁。

胃和心脏是隔着膈肌紧邻的器官，柔软的胃壁能有效缓冲心脏搏动引起的震动。而僵硬的胃壁则相反，心脏的搏动被空腔脏器放大，可引起明显心悸表现，严重的还会出现全身共振。并且胃肠胀气导致腹腔压力增大、压迫心肺部引起明显窒息感，都会导致心情烦躁不安。

这种情况都是慢性病理改变，感染后症状变明显，小建中汤治疗有效，但要注意慢性病三分治七分养，还要配合宣教，指导患者养成良好的生活习惯，以求根治。

103. 太阳病，过经十余日，反二、三下之。后四、五日，柴胡证仍在者，先与小柴胡汤。呕不止，心下急（一云呕止小安），郁郁微烦者，为未解也，与大柴胡汤下之则愈。

柴胡（半斤）　黄芩（三两）　芍药（三两）　半夏（半升，洗）生姜（五两，切）　枳实（四枚，炙）　大枣（十二枚，擘）

上七味，以水一斗二升，煮取六升，去滓再煎，温服一升，日三服。一方，加大黄二两；若不加，恐不为大柴胡汤。

病情类似于大承气汤，并且肝胆部位受到累及。多次下法治疗肝胆问题没有得到解决，所以需要应用柴胡汤以突出针对性。

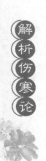

小柴胡汤主要以解郁为主，促黏膜蠕动能力有限；大柴胡汤含大黄、枳实，有较强的促蠕动作用，必要时可以代替小柴胡汤。

当然大柴胡汤攻击性较强，对个体体质也有较高要求。

104. 伤寒十三日不解，胸胁满而呕，日晡所发潮热，已而微利。此本柴胡证，下之而不得利；今反利者，知医以丸药下之，非其治也。潮热者，实也。先宜服小柴胡汤以解外，后以柴胡加芒硝汤主之。

柴胡（二两十六铢） 黄芩（一两） 人参（一两） 甘草（一两，炙） 生姜（一两，切） 半夏（二十铢，本云，五枚，洗） 大枣（四枚，擘） 芒硝（二两）

上八味，以水四升，煮取二升，去滓，内芒硝，更煮微沸，分温再服；不解更作。（臣亿等谨按金匮玉函，方中无芒硝。别一方云，以水七升，下芒硝二合、大黄四两、桑螵蛸五枚，煮取一升半，服五合，微下即愈。本云，柴胡再服，以解其外，余二升，加芒硝、大黄、桑螵蛸也。）

与上一条描述的病情均属于大柴胡汤证，类似于少阳阳明合病。

大黄、枳实、芒硝等有较强的促蠕动、增加消化道体液的功能，清除瘀滞，但对肝胆门脉系统作用不强，并且丸剂替代汤药，作用部位和力度都未必合适，容易导致病情迁延。

如果确实出现除邪不利的情况，需要用小柴胡汤或柴胡加芒硝汤清除残余病原。

105. 伤寒十三日不解，过经，谵语者，以有热也，当以汤下之。若小便利者，大便当硬，而反下利，脉调和者。知医以丸药下之，非其治也。若自下利者，脉当微厥，今反和者，此为内实也，调胃承气汤主之。

腹实证下后出现大便利，而发热、谵语症状仍然存在，"脉象和"

又显示病机缓解，判断是因为阳明腑实证病重药轻，没有从根本上解决腑实证存在的病理基础，反而形成与少阳阳明合病相似的病机状态。体虚下利应该表现虚弱脉象，脉象不虚则可以明确有可下症结，为进一步清除管腔郁积并且防止伤及正气，所以选用调胃承气汤。

《伤寒论》治疗追求的是病机水平上的解决，而不是针对某个症状。

106. 太阳病不解，热结膀胱，其人如狂，血自下，下者愈。其外不解者，尚未可攻，当先解其外；外解已，但少腹急结者，乃可攻之，宜桃核承气汤。

桃仁（五十个，去皮尖）大黄（四两）桂枝（二两，去皮）甘草（二两，炙）芒硝（二两）

上五味，以水七升，煮取二升半，去滓，内芒硝，更上火微沸，下火。先食温服五合，日三服，当微利。

此病是新病合并旧疾，平素即有阴亏血脉瘀滞问题存在，并且血管反复损伤、修复形成难以逆转的病理改变。感染后阴亏加重致全身循环瘀滞，瘀滞导致更多的病原出现在血液系统中，表现神志如狂。邪结于血脉都属于慢性顽固病变，不经治疗出现"下血"，症结自行解除而愈只是一种可能。"下血"可出现于全身任何部位，消化道最常见，所谓"热结膀胱"应是后人混入内容，肯定还是跳不出太阳膀胱的经络思维。

此类疾病可以表现类似承气汤证的大便燥结，治疗也用承气汤，但需要加用桃仁以加强缓解血液瘀滞作用。桃核承气汤非常有特点，承气汤加桃仁加强对血液系统的作用，加桂枝以防护正气，下血作用介于承气汤和抵当汤之间。与承气汤、抵当汤类似，治疗前最好先降低内环境中的病原量，以防攻击症结时机体抵抗力降低导致病原扩散。

合适的治疗只是缓解局部状态，有利于清除病原，而对于慢性管

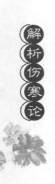

壁微循环损伤，则需要长期慢慢调理。

张仲景认为神志问题与阴亏有很大的关联性。如大承气汤证、黄连阿胶汤证、热入血室证等，临床观察确实如此，考虑与电解质紊乱导致脑细胞环境异常有关。

前面讨论过人体黏膜外、内环境和血液之间病原的聚集差异。身体越壮，黏膜外病原聚集得越多；身体越差，内环境病原聚集得越多。大承气汤证属阴液亏竭，黏膜和内环境都聚积大量病原；桃核承气汤证则是血循环系统状态不佳导致更多的病原聚集在循环系统，所以治疗只用大黄不足以解决循环系统的问题，加用桃仁活血化瘀以利循环排毒。抵当汤证则是血液问题更严重，偏重处理血瘀的成分更明显。

107. 伤寒八九日，下之，胸满，烦惊，小便不利，谵语，一身尽重，不可转侧者，柴胡加龙骨牡蛎汤主之。

柴胡（四两）　龙骨　黄芩　生姜（切）　铅丹　人参　桂枝（去皮）　茯苓（各一两半）　半夏（二合半，洗）　大黄（二两）　牡蛎（一两半，煅）　大枣（六枚，擘）

上十二味，以水八升，煮取四升，内大黄，切如棋子，更煮一二沸，去滓，温服一升。本云柴胡汤，今加龙骨等。

误下前应该是肝胆气血瘀滞合并外感，承气汤攻击部位不准确，病邪不去反伤自身。

此条较小柴胡汤更虚，病理改变更深重，所以加大黄以祛邪，桂枝补正气，龙骨、牡蛎、铅丹调节电解质以镇静。

108. 伤寒，腹满，谵语，寸口脉浮而紧，此肝乘脾也，名曰纵，刺期门。

结合症状与治疗方法来考虑，条文描述的应该是肝脏疾病在全身多部位引发的症状。此条与下一条解释中涉及五行理论，与张仲景强调共性的观点格格不入，笔者认为是后人改动过的，"此肝乘脾也，名曰纵"应该是后人混入的内容。

阴阳是中国古代哲学体系中的重要概念，类似于现代哲学的矛盾概念；五行理论则是阴阳理论的扩大版本，能更好地反映联系的普遍性与复杂性。这两个概念都适用于反映同一个系统内部各因素的关系，强调统一基础上的对立。这些概念在引入《内经》用于分析医学问题时，没能严格地执行上述原则，所以出现了"人体之阴阳对应天地之阴阳"这样的错误认识。

以"阳盛则伤阴，阴盛则伤阳"为例，《内经》认为热为阳伤阴气出现实热病，而寒为阴伤阳气导致虚寒病，这是明显的哲学错误。气候的阴阳和人体的阴阳根本不在同一系统中，这样的作用方式根本不成立。《内经》的这一观念不仅扰乱了外因和人体的作用关系，也扰乱了人体内部阴阳物质的关系。事实上，寒热引起人体物质变化是人体自身情况决定的，类如热也能引起中暑这样的虚证，寒也能引致大青龙汤证这样的实证。

五行理论也是相似的情况，把外界的五行与人体的五行直接对应起来，犯了明显的哲学错误。另外五行在分析人体情况时，把古代哲学之"生克乘侮"简单地理解为生活用语，得出"肝伤脾""脾伤肾"等结论。实际上人体作为一个严密的整体，内部各部之间共性是第一位的，差异是第二位的。五脏之间有竞争、有影响是对的，有斗争是错误的。五脏之间是荣辱与共的关系，而不是你死我活的关系。

在《伤寒论》中张仲景基本上放弃了五行理论，对阴阳概念的应用也不像《内经》那样泛滥。张仲景用"阴阳"来分析人体内部的物质构成，用物质构成来分析虚实，从而界定病机状态。理论水平很高，论述非常精彩，基本能达到唯物辩证法矛盾论的水准。

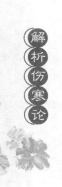

109. 伤寒发热，啬啬恶寒、大渴欲饮水，其腹必满、自汗出、小便利、其病欲解，此肝乘肺也，名曰横，刺期门。

此条与上一条均属困扰笔者多年的问题。阴阳五行理论属于中国古代朴素辩证法，在应用于医学领域时出现了严重的问题。对哲学系统的划分缺乏层次感，没有"具体问题具体分析"的哲学精神，有意无意地破坏了人体系统整体一致的观念，必然坠入唯心主义的深坑。

110. 太阳病二日，反躁，反熨其背而大汗出，大热入胃（一作二日内烧瓦熨背大汗出，火气入胃），胃中水竭，躁烦必发谵语；十余日振栗自下利者，此为欲解也。故其汗从腰以下不得汗，欲小便不得，反呕，欲失溲，足下恶风，大便硬，小便当数，而反不数及不多；大便已，头卓然而痛，其人足心必热，谷气下流故也。

阳明体质外感风寒，发病后阳盛致阴液亏虚，治疗应仿照大青龙汤发汗散寒同时加强补阴，以防阴液亏竭加重。

此条用熨背发汗属于误治，寒散而阴亏加重导致谵语；血容量不足，人体保护机制启动，出现小便少、消化道功能停滞、汗出只局限于躯干部位等表现。

如果经过自身代偿或针对性治疗满足了人体对阴液的需求，水液充足，大便躁结缓解排出体外，保护机制随之消失。伴随这一过程多会出现头痛、足心热等反映外周血循环恢复的表现，我们在临床松开止血带后也会有类似的感觉。

体质健康的个体调配水液能力强，在保持水摄入的情况下可以不经治疗缓解阴亏，大便自通，病情缓解。

111. 太阳病中风，以火劫发汗。邪风被火热，血气流溢，失其常度，两阳相熏灼，其身发黄。阳盛则欲衄，阴虚小便难。阴阳俱虚竭，身体则枯燥，但头汗出，剂颈而还。腹满，微喘，

口干，咽烂，或不大便，久则谵语，甚者至哕，手足躁扰，捻衣摸床。小便利者，其人可治。

此条与上一条描述相似，太阳中风反而用火法发汗，不论形成阳盛阴亏，还是阴阳俱亏的局面，都会因阴液不足、全身功能衰退导致出现广泛的病理损伤。

抵抗力低下及循环系统、消化系统等障碍，导致电解质紊乱、大量病原入血，出现明显情志障碍。

有小便反映人体还有部分功能，仍有抢救成功的希望。

任何病理状态都会出现血管壁损伤，尤其在阴亏血瘀的病理状态下更容易出现。随着病程延长、病情反复，血循环状态逐渐恶化，并且很难逆转。

112. 伤寒脉浮，医以火迫劫之，亡阳，必惊狂、起卧不安者，桂枝去芍药加蜀漆牡蛎龙骨救逆汤主之。

桂枝（三两，去皮） 甘草（二两，炙） 生姜（三两，切） 大枣（十二枚，擘） 牡蛎（五两，熬） 蜀漆（三两，洗去腥） 龙骨（四两）

上七味，以水一斗二升，先煮蜀漆，减二升，内诸药，煮取三升，去滓，温服一升。本云：桂枝汤，今去芍药，加蜀漆、牡蛎、龙骨。

火法发汗后阴阳均会大量损耗，上两条阳明体质汗后阴亏突出，此条太阴体质汗后阳虚明显，治用桂枝汤扶正、龙牡安神镇静、蜀漆强化桂枝汤功能。

蜀漆在《伤寒论》中属于冷背药物，笔者没有应用经验。猜测蜀漆作用强于柴胡，都有疏通气血、促进正气升腾的作用。

同样的发汗治疗不同体质的人反应不同，强调个体体质的决定性作用是《伤寒论》六病理论的主要观点。

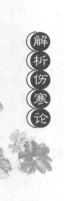

113. 形作伤寒，其脉不弦紧而弱。弱者必渴，被火必谵语。弱者发热，脉浮，解之当汗出。愈。

和上一条相似，脉弱阴阳两虚，火法发汗，正气受重创，极易导致病情加重，病原体活性增高或电解质紊乱加重都可出现谵语。

治疗应用桂枝汤加减阴阳双补提升正气，自然汗出而驱邪病愈。

114. 太阳病，以火熏之，不得汗，其人必躁；到经不解，必清血，名为火邪。

阳明或厥阴体质的人体，火法治疗不能解决阴亏的问题，不论是否汗出，都容易出现阴亏加重、抵抗力下降，导致病原活性增强、组织损伤严重，各种出血表现都可能出现，属于典型误治。

115. 脉浮，热甚，而反灸之，此为实。实以虚治，因火而动，必咽燥、吐血。

针灸、火劫宜于虚寒病症，尤其是慢性非感染疾病。用于阳盛阴亏实证属误治，容易导致阴阳进一步失调而出现严重后果。

116. 微数之脉，慎不可灸。因火为邪，则为烦逆；追虚逐实，血散脉中；火气虽微，内攻有力，焦骨伤筋，血难复也。脉浮，宜以汗解，用火灸之，邪无从出，因火而盛，病从腰以下，必重而痹，名火逆也。欲自解者，必当先烦，乃有汗而解。何以知之？脉浮，故知汗出解也。

虚数之脉，阴阳两虚，温针伤阴为误治，脉浮阳盛阴亏，火灸更加重阴亏，后果严重。此条讲的是不适当的治疗对疾病的影响。同样是温针发汗对于虚寒或水郁可能会因为表寒水郁的缓解，病情得以缓解，而对于阴亏病例则会适得其反、助纣为虐，导致病情加重。

117. 烧针令其汗，针处被寒，核起而赤者，必发奔豚。气从少腹上冲心者，灸其核上各一壮，与桂枝加桂汤，更加桂二两也。

桂枝（五两，去皮） 芍药（三两） 生姜（三两，切） 甘草（二两，炙） 大枣（十二枚，擘）

上五味，以水七升，煮取三升，去滓，温服一升。本云桂枝汤，今加桂满五两。所以加桂者，以能泄奔豚气也。

奔豚是肾上腺素突然分泌的表现，多见于应激状态或惊吓。体弱发汗导致机体严重失衡可诱发，阴阳双补可有效治疗，加桂枝强化驱邪补正。

118. 火逆下之，因烧针烦躁者，桂枝甘草龙骨牡蛎汤主之。

桂枝（一两，去皮） 甘草（二两，炙） 牡蛎（二两，熬） 龙骨（二两）

上四味，以水五升，煮取二升半，去滓，温服八合，日三服。

原本属于太阳病桂枝汤证，火法、下法误治，出现阴阳两亏、烦躁不安，与第112条相似而轻，用桂枝甘草龙骨牡蛎汤治疗。

119. 太阳伤寒者，加温针必惊也。

外感病病情复杂，体质千差万别，随便使用温针治法极易造成阴阳错乱、病情加重。太阳伤寒治疗应以散寒为主，温针疗法重在补虚，误治后容易出现类似于用桂枝汤治麻黄证的表现。

通常桂枝汤不适于实证，麻黄汤不适于虚证，火法不适于阴虚证。

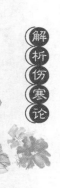

120. 太阳病，当恶寒，发热，今自汗出，反不恶寒，发热，关上脉细数者，以医吐之过也。一二日吐之者，腹中饥，口不能食；三四日吐之者，不喜糜粥，欲食冷食，朝食暮吐，以医吐之所致也，此为小逆。

呕吐反射性引致出汗有一定的扩张体表、驱除表寒的作用，但要注意此方法会对消化道造成损伤，不适于消化功能不良的患者。

此条描述吐法驱寒后出现脉细数、不能食、朝食暮吐等消化道损伤症状，提醒我们注意吐法的适应证和禁忌证。

121. 太阳病吐之，但太阳病当恶寒，今反不恶寒，不欲近衣，此为吐之内烦也。

吐法治疗后寒散胃伤、嘈杂难耐、燥热不欲近衣，是机体对错误治疗所造成急性损伤的反应，是机体防御系统修复病理改变的表现，而不是实热阴亏烦躁。

消化道与下丘脑有很大关联，消化道功能不良常表现为烦躁、夜间不安，低热也很多见。

对照第 11 条条文，此条反映出的认识水平明显高于前者，说明《伤寒论》中很多内容是错误混入的，清楚地认识到这个问题是正确理解《伤寒论》的必经之路。

122. 病人脉数。数为热，当消谷引食。而反吐者，此以发汗，令阳气微，膈气虚，脉乃数也。数为客热，不能消谷；以胃中虚冷，故吐也。

患者体质弱、胃中虚冷，不宜用麻黄汤发汗治疗。误汗后呕吐不止、不能进食、反应性心跳加速，均为机体受伤、基础病变加重的表现。与上一条均为误治后的不良表现，是虚证。

体质正常的人出现脉数，表现功能增强，食欲大增，是实证。体虚的人潜力不足，只表现脉数而功能没有相应增强，甚至出现衰退。

所以脉数、发热、面赤及皮疹等炎症损伤均不代表虚实，一定要透过这些表象抓住最关键的虚实问题。

123. 太阳病，过经十余日，心下温温欲吐而胸中痛，大便反溏，腹微满，郁郁微烦。先此时自极吐下者，与调胃承气汤；若不尔者，不可与；但欲呕，胸中痛，微溏者，此非柴胡汤证，以呕故知极吐下也。调胃承气汤。

此条本是阳明腑实证，却出现温温欲吐的表现。是因为使用了不合适的吐下治疗，形成消化道受伤而病邪不除的局面，类似少阳阳明合病的状态。像柴胡汤证但不是柴胡汤证，治疗用调味承气汤护正驱邪。

如果症状是自然形成则说明有体虚潜质，适宜应用小柴胡汤治疗，不建议用调胃承气汤以免伤正，当然临床还要具体辨证。

《伤寒论》对病机的把握要求分毫不差，同样是下法具体组方也有很大差异，精确的辨证决定了疗效，似是而非的诊断可能适得其反，学习《伤寒论》不能死搬经方，要熟悉组方原则才能灵活化裁。

124. 太阳病，六七日表证仍在，脉微而沉，反不结胸；其人发狂者，以热在下焦，少腹当硬满，小便自利者，下血乃愈。所以然者，以太阳随经，瘀热在里故也。抵当汤主之。

水蛭（熬） 虻虫（各三十个去翅足，熬） 桃仁（二十个，去皮尖） 大黄（三两，酒洗）

上四味，以水五升，煮取三升，去滓，温服一升，不下更服。

此条文描述外感后出现脉微沉、发狂、少腹硬满、小便自利的表现，为瘀血证，平时体虚血郁的个体容易出现这种情况。

抵当汤证病机是正气不盛、血液瘀滞浓缩，与大承气汤以阴亏、大便干燥为特征的临床症状相似，小便量的不同可以辅助鉴别。

此条与第 106 条相比病情相似而更严重，抵当汤与大承气汤、桃

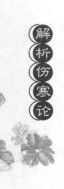

核承气汤病机相似，更着重于祛除瘀血。承气汤、桃核承气汤、抵当汤构成了一个随正气衰退、血瘀逐渐加重的动态变化过程。

整个条文的思路很清楚，但后人改变的痕迹也是很多的，如"以热在下焦""所以然者，以太阳随经，郁热在里故也"等，删除后更符合张仲景的行文风格。需要强调的是郁热与膀胱没有必然联系，也与太阳经络无关，是由素有血郁问题的个体体质决定的。

125. 太阳病，身黄，脉沉结，少腹硬，小便不利者，为无血也；小便自利，其人如狂者，血证谛也，抵当汤主之。

感染疾病出现身黄、脉沉结、少腹硬等表现，可能是大承气汤证，也可能是抵当汤证。前者全身水亏小便量少，后者重点为阳气偏虚、血液瘀滞，故小便量反而较承气汤正常。

这里涉及承气汤和抵当汤的鉴别，同样的肠道燥结，机体的功能状态是有差异的。阳明燥结全身阴亏，自然小便量少，说明机体功能强大统一。若小便量反而不少，说明机体水代谢不佳，即使有类似承气汤的表现也无法掩盖机体功能状态很差的本质，一般都有严重的血液循环系统问题。

相似的阴亏、大便干燥，小便自利的情况下血瘀的问题更突出。条文中"小便不利者，为无血也；小便自利，其人如狂者，血证谛也"是一种修辞手法，一定要深刻理解，切忌用小便量把"无血"和"血证"绝对化。临床上体质差、病程长、小便不少的便秘患者，血液瘀滞都很明显。

126. 伤寒有热，少腹满，应小便不利，今反利者，为有血也，当下之，不可余药，宜抵当丸。

水蛭（二十个，熬） 虻虫（二十五个，熬，去翅足） 桃仁（二十个，去皮尖） 大黄（三两）

上四味，捣分四丸。以水一升，煮一丸，取七合服之。晬时，当下血；若不下者，更服。

与前一条意义相同，患者体质不好，病症轻微，选用药量较小的药丸，适于长期服用，为缓治。

血瘀属于严重的慢性病范畴，体质不佳、脉沉结、喜忘轻狂为其主要诊断条件，小便量是相对而言，并不能作为判断病情的重要依据，必须结合脉诊和病史、查体等相关资料，才能得出可靠结论。

127. 太阳病，小便利者，以饮水多，必心下悸；小便少者，必苦里急也。

饮水过多引起机体代偿性多尿，并有可能加重蓄水证，导致心悸。小便量少可能代表全身阴液亏少，多会出现大便躁结难下。这是鉴别水液亏竭与否的描述。

五苓散蓄水证在伤寒条文中多描述为"小便不利"，是机体水液瘀积、代谢能力下降的表现，但大量饮水仍然会表现多尿。所以单纯症状的表现是纷繁芜杂的，一定要尽可能多地搜集临床资料，尤其要注重脉诊的决定性作用，才可能准确把握病机。

小便多少的描述是相对的，临床要注意具体分析、体会。这与现代医学用具体数据描述的方法存在很大差异，也正是《伤寒论》的魅力所在。

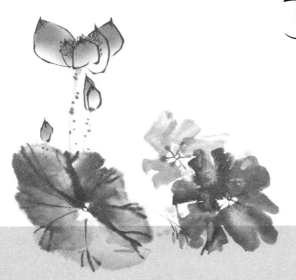

辨太阳病脉证并治（下）

128. 问曰：病有结胸，有脏结，其状何如？答曰：按之痛，寸脉浮，关脉沉，名曰结胸也。

结胸是一种严重的病理状态，正盛邪实是其病机特点。脉象浮取有力，沉取弦紧，提示表证存在而管腔病理改变明显。

沉取弦紧是常见的结胸表现，严重的局部病变与亢盛的正气同时出现时会表现为弦紧脉，不是寒象，见第135条。

129. 何谓脏结？答曰：如结胸状，饮食如故，时时下利，寸脉浮，关脉小细沉紧，名曰脏结。舌上白苔滑者，难治。

脏结与结胸相似，但特点为正气虚衰、病程较长。脉象以小、细、沉、紧为特点，表现为脏器功能严重衰竭、血运不良。舌象舌白苔滑反映全身正气衰微、循环萎缩、组织僵化的特征。

《伤寒论》中论及舌诊的条文很少，多用于辅助脉诊共同判断病情。《伤寒论》舌诊和脉诊相同，都用于判断全身统一的功能状态，也就是个体整体定性，而不用于判断病变部位，这与《内经》的认识有很大不同。

舌体与消化、呼吸系统有更强的关联性，常用于判断消化系统和呼吸系统的功能状态。舌苔则多用于判断呼吸道分泌物或消化道内容物的状态，为消食祛痰药的应用提供依据。

130. 脏结，无阳证，不往来寒热（一云寒而不热），其人反静，舌上苔滑者，不可攻也。

正虚邪实，机体几乎没有防御能力，舌象提示机体循环不良、功能衰败。正气衰竭难以承受攻击性疗法的副作用，极可能诱发危象，不可轻易应用。

结胸、脏结、阳明中寒，都是严重难逆转的病理改变，局部环境恶劣、组织反复损伤修复、免疫监督不力，都容易出现恶性病变，临床遇到这种病例一定要注意完善医学检查，防止漏诊。

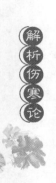

131. 病发于阳，而反下之，热入因作结胸；病发于阴，而反下之（一作汗出），因作痞也。所以成结胸者，以下之太早故也。结胸者，项亦强，如柔痉状，下之则和，宜大陷胸丸。

大黄（半斤）葶苈子（半升，熬）芒硝（半升）杏仁（半升，去皮尖，熬黑）

上四味，捣筛二味，内杏仁、芒硝，合研如脂，和散。取如弹丸一枚，别捣甘遂末一钱匕、白蜜二合，水二升，煮取一升，温顿服之，一宿乃下；如不下，更服，取下为效。禁如药法。

实证误用下法，可能会形成结胸证；虚证误下则多会形成痞证。此条为相对而言，要灵活理解，不能死搬教条。

下法用于攻击里实证，太阳阳明并病没有发展到阳明实证阶段时应用，则容易造成组织损伤引发结胸证。"所以成结胸者，以下之太早故也"描述的是形成结胸的一种可能，不能概括所有的成因，应该是后人评语混入正文而成的。

132. 结胸证，其脉浮大者，不可下，下之则死。

结胸证脉象浮大有力，正盛邪实病理改变顽固，属于慢性病变。直接攻下不能解决病理改变，还会打击正气，诱发危证。

如果脉浮大而无根，更是正气衰竭的表现，需要积极抢救以挽救生命，误用下法伤正必然出现严重后果。

133. 结胸证悉具，烦躁者亦死。

同上一条，烦躁欲绝也是正气将绝之象。与上一条相似，虽表现为结胸证，实为脏结危象。

134. 太阳病，脉浮而动数，浮则为风，数则为热，动则为痛，数则为虚；头痛，发热，微盗汗出，而反恶寒者，表未解也。医反下之，动数变迟，膈内拒痛（一云头痛即眩），胃中空虚，客气动膈，短气躁烦，心中懊侬，阳气内陷，心下因硬，则为结胸，大陷胸汤主之。若不结胸，但头汗出，余处无汗，剂颈而还，小便不利，身必发黄。大陷胸汤主之。

大黄（六两，去皮） 芒硝（一升） 甘遂（一钱匕）

上三味，以水六升，先煮大黄，取二升，去滓；内芒硝，煮一两沸；内甘遂末，温服一升。得快利，止后服。

人体内环境中存在大量病原体，并未表现阳盛阴亏、管腔躁结，这种情况用下法是典型误治。误下很可能导致出现结胸症，如果误下后不是局部受重创出现结胸症，而是表现小便不利、汗出不畅，则为误下后正气广泛受损出现水运失司、全身发黄这样的蓄水证表现。这是误下后的两种不同表现，误下后的变证与时机有关，也与体质有关。

此条是说误下后发黄，既有因蓄水致局部循环不良导致的面色萎黄，也可能是肝功能同时受损出现的肤色黄染，如第260条。

135. 伤寒六七日，结胸热实，脉沉而紧，心下痛，按之石硬者，大陷胸汤主之。

自然病程形成的结胸症，结胸热实，脉沉而紧，正盛邪实，位置固定。这种情况见于个体体质较好且局部素有旧疾的情况。临床常见体壮、嗜食生冷的人群容易形成此类病机基础，合并感染就会出现典型大陷胸汤证。

这里的脉紧与寒性挛缩不同，是循环僵化与正气较盛形成的态势，更像弦脉，另外伴随症状也有助于鉴别。

136. 伤寒十余日，热结在里，复往来寒热者，与大柴胡汤；但结胸，无大热者，此为水结在胸胁也；但头微汗出者，大陷胸汤主之。

大柴胡汤方：

柴胡（半斤） 枳实（四枚，炙） 生姜（五两，切） 黄芩（三

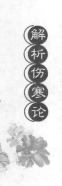

两）　芍药（三两）　半夏（半升，洗）　大枣（十二枚，擘）

上七味，以水一斗二升，煮取六升，去滓再煎。温服一升，日三服。一方加大黄二两，若不加，恐不名大柴胡汤。

此条涉及大柴胡汤证和大陷胸汤证的鉴别。

同为热解在里、正气不虚，前者侧重于肝胆门脉部位；大陷胸汤则偏重于管腔系统，且病理改变更加深重，所以用甘遂加强攻坚利湿的作用。

137. 太阳病，重发汗而复下之，不大便五六日，舌上燥而渴，日晡所小有潮热（一云日晡所发心胸大烦），从心下至少腹硬满而痛不可近者，大陷胸汤主之。

此条大陷胸汤证与承气汤证类似，不仅有胀满而局部压痛明显的表现，还有不大便的腹实表现，问题的症结不仅是严重的局部病理改变，而且还有阴液亏损的问题。

《伤寒论》讲的是各种细微的变化，能动态地认识到疾病的演化和在人群中的类型分布差别，从而给予相应的处置。同样属于大陷胸汤，虚实也有差异，书中各种方剂均可化裁，未必固守成方，都是灵活性与原则性的统一。

138. 小结胸病，正在心下，按之则痛，脉浮滑者，小陷胸汤主之。

黄连（一两）　半夏（半升，洗）　栝蒌实（大者一枚）

上三味，以水六升，先煮栝蒌，取三升，去滓；内诸药，煮取二升，去滓，分温三服。

和大陷胸汤相比累及范围小，更重要的是形成的病理改变要轻浅的多，脉浮滑指出正邪矛盾较弱，用药也柔和得多。

类似急性胃炎或胃溃疡，病程短、正气不虚为特征，治疗以驱邪、促蠕动、恢复局部环境为主。

139. 太阳病，二三日，不能卧，但欲起，心下必结，脉微弱者，此本有寒分也。反下之，若利止，必作结胸；未止者，四日复下之，此作协热利也。

平时身体状态欠佳，局部有慢性病理改变，外感后出现功能减退的表现。本应扶正祛邪，误用下法造成明显伤害。

下后可能局部病理改变加重形成结胸；如果下利不止，也可能形成外感不愈伴消化道广泛损伤的局面，即协热利，见第163条。

140. 太阳病，下之，其脉促（一作纵），不结胸者，此为欲解也；脉浮者，必结胸；脉紧者，必咽痛；脉弦者，必两胁拘急；脉细数者，头痛未止；脉沉紧者，必欲呕；脉沉滑者，协热利；脉浮滑者，必下血。

下后脉促提示正气受到攻击反应强烈，正盛且没有结胸，所以可能很快自愈；下后脉浮，正邪抗衡，可能要形成陷胸症；误下可能加重寒性感染，咽痛明显；脉弦者可能是误下、肝胆旧疾加重；脉细数气虚、供血不畅多表现为绵绵头痛；沉紧提示管腔黏膜挛缩导致蠕动不良、呕吐频繁；脉沉滑无力则可能为协热利；浮滑无力脉则可能为下血。

以上提示误下后可能出现的各种结局。《伤寒论》脉诊主要是判断病变性质，而病变部位是要结合临床来分析的。脉诊提示个体全身的主要病理生理状态，至于具体在什么部位矛盾较重表现出什么样的症状，是与个体具体体质及基础病变紧密相关的，所以文中的"必"理解为"可能"比较合适。

141. 病在阳，应以汗解之；反以冷水潠之。若灌之，其热被劫不得去，弥更益烦，肉上粟起，意欲饮水，反不渴者，服文蛤散；若不瘥者，与五苓散；寒实结胸，无热证者，与三物小陷胸汤（用前第六方），白散亦可服。

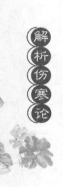

文蛤散方

文蛤（五两）

上一味为散，以沸汤和一钱匕服。汤用五合。

五苓散方

猪苓（十八铢，去黑皮）　白术（十八铢）　泽泻（一两六铢）
茯苓（十八铢）　桂枝（半两，去皮）

上五味为散，更于白中杵之。白饮和方寸匕服之，日三服；多饮暖水，汗出愈。

白散方

桔梗（三分）　巴豆（一分，去皮心，熬黑，研如脂）　贝母
（三分）

上三味为散，内巴豆，更于白中杵之，以白饮和服。强人半钱匕，羸者减之。病在膈上必吐，在膈下必利。不利，进热粥一杯；利过不止，进冷粥一杯。身热、皮粟不解，欲引衣自覆；若以水潠之洗之，益令热劫不得出，当汗而不汗则烦。假令汗出已，腹中痛，与芍药三两如上法。

表寒证用冷水浴，寒证更深，正气郁结加重，服用文蛤散散寒泻热。效果不佳说明病理特征不是里热外寒，而是全身水液瘀滞，可用五苓散加强利水。

寒实结胸与前述结胸的病机状态明显不同，治疗用白散方代替大陷胸汤。

酒精浴、冷水浴是临床常用退烧方法。首先表寒证禁用此种方法退烧，因为如此处理可能直接加重挛缩的体表循环，导致感染恶化，后果与表寒证误用苦寒药相似。

液体蒸发能产生吸力，体表液体渗出会有类似发汗效果。但此类方法没有扶正作用，不建议用于体虚患者，尤其是酒精浴。

蒸发带走热量对感染性疾病的降温意义不大，因为体温是产热过多引起的，与热射病等散热不佳的情况不同。

142. 太阳与少阳并病，头项强痛，或眩冒，时如结胸，心下痞硬者，当刺大椎第一间，肺俞，肝俞，慎不可发汗；发汗则谵语，脉弦，五六日谵语不止，当刺期门。

表证不解同时又有头项强痛、眩冒、心下痞硬样的表现，为里虚外感，不可发汗、攻下伤正。可用针刺肺俞、肝俞、大椎达到疏通气血、疏风散寒的作用。如因误治致外邪不解、里证加重，刺期门调理旧疾也会对病情有所帮助。

本条描述的问题属于少阳病状态，位置属于少阳经络，是临床常见的病症，也是造成《伤寒论》理论混乱的主要原因之一，一定要注意理清二者关系，不可混淆。

《内经》经络理论揭示了人体不同部位之间的特殊联系，反映的是位置之间的关系，与具体体质虚实无关。如针刺期门可以明显改善肝胆部位病理状态，刺激足三里可以改善胃肠功能。而《伤寒论》六病理论则强调个体整体处于相同的病机状态，并且可以用六病概念标定这个状态。《内经》六经关注的是位置问题，六病理论主要反映个体之间的虚实差异，二者是定位与定性的区别。

《伤寒论》六病应该是源于《内经》"阴阳二十五人"理论，后者是《内经》时期一种粗略划分人体体质的方法。但是《内经》热病篇明显与此不是同一类别，它用经络理论来解释外感病的转归，用一个定位概念来解释定性问题，这就是传经理论。

143. 妇人中风，发热恶寒，经水适来，得之七八日，热除而脉迟，身凉，胸胁下满，如结胸状，谵语者，此为热入血室也，当刺期门，随其实而泻之。

经水适来血脉空虚，病原体入侵更容易在循环系统达到较高浓度。

生理性变化导致病情表现严重，真实问题未必如此，所以用刺期门泄局部瘀血除邪的简单方法就可以了，以免用药过重伤及正气。

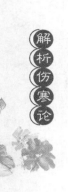

144. 妇人中风，七八日，续得寒热，发作有时，经水适断者，此为热入血室，其血必结，故使如疟状，发作有时，小柴胡汤主之。

柴胡（半斤）　黄芩（三两）　人参（三两）　半夏（半升，洗）甘草（三两）　生姜（三两，切）　大枣（十二枚，擘）

上七味，以水一斗二升，煮取六升，去滓；再煎取三升，温服一升，日三服。

体质与病情符合少阳病概念，用小柴胡汤护正、清热、消散气血瘀滞。当然热入血室有很多类型，不能一概用小柴胡汤治疗。

条文描述的病情属于血瘀证，类似抵当汤证，却用祛瘀散结作用弱得多的小柴胡汤治疗，正是因为认识到是妇女经期的缘故。

145. 妇人伤寒，发热，经水适来，昼日明了，暮则谵语，如见鬼状者，此为热入血室。无犯胃气，及上二焦，必自愈。

此条文是描述正常的女性处于经期，伴发病毒感染，出现阴虚的症状，属于生理性表现，并不代表病重，注意不要损伤正气，很快会自愈的。

《伤寒论》指出妇女经期患病可以适当减轻治疗的强度，以防损伤正气。此条强调治疗禁忌，指出遇此疾病不能盲目治疗，以防重伤正气，造成不良后果。

笔者临床体会：正常女性经期抵抗力并没有明显降低，如果出现类似情况，说明其体质有潜在问题，平时应该积极调养，提升机体健康活力。

146. 伤寒六七日，发热、微恶寒、肢节烦痛、微呕、心下支结、外证未去者，柴胡桂枝汤主之。

桂枝（去皮）　黄芩（一两半）　人参（一两半）　甘草（一两，炙）　半夏（二合半，洗）　芍药（一两半）　大枣（六枚，擘）　生姜

（一两半，切） 柴胡（四两）

上九味，以水七升，煮取三升，去滓，温服一升。

本云人参汤，作如桂枝法，加半夏、柴胡、黄芩，复如柴胡法。今用人参作半剂。

柴胡桂枝汤是小柴胡汤与桂枝汤和方，因为此条较小柴胡汤证更突出里虚邪重，所以加桂枝增强护正力量。此方组方原则接近黄连汤，均为少阳病状态向厥阴病状态转变的中间类型，是病情由实转虚的重要节点。

《伤寒论》小柴胡汤、黄芩汤针对少阳病邪盛正不虚的病机，以柴胡黄芩驱邪、草枣护正，驱邪扶正两方面兼顾。随着正气转弱，治疗重点逐渐由攻邪转为扶正，如黄连汤、柴胡桂枝汤、乌梅丸等。

《伤寒论》少阳病从概念上包括从实转虚的过程，构成《伤寒论》整体理论的重要环节，反映出治疗由阳病驱邪转向阴病扶正的渐进过程。

但是《伤寒论》以后，这个思路却是模糊的，尤其到明清温病时期，《伤寒论》六病理论体系被彻底摧毁，经方遭到残酷阉割。温病思维认识不到少阳病黄芩汤组方原则的意义，所以温病派的黄芩汤没有草枣护正部分，纯由攻邪药物组成。在少阳病正气不虚的情况下，这样的改变对治疗虽然影响不大，但严重的是这样的思维方式从法理上打断了六病理论从实到虚的认识，导致厥阴虚热被忽视，攻伐必然失去了节制。

《伤寒论》之后传统中医扶正日衰、攻邪日盛，近现代中医以己之短与西医的抗感染比拼，理论上失去了先进性。

147. 伤寒五六日，已发汗而复下之，胸胁满微结，小便不利，渴而不呕，但头汗出，往来寒热，心烦者，此为未解也，柴胡桂枝干姜汤主之。

柴胡（半斤） 桂枝（三两，去皮） 干姜（二两） 栝蒌根（四

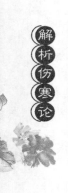

两） 黄芩（三两） 牡蛎（二两，熬） 甘草（二两，炙）

上七味，以水一斗二升，煮取六升，去滓，再煎取三升，温服一升。日三服，初服微烦，复服汗出便愈。

此条较上一条病情严重，正虚明显、病理改变较深，故桂枝加量、生姜换干姜加强扶正，牡蛎辅助柴胡加强消散郁结的作用。

《伤寒论》描述的是整个人群的各种虚实和病理状态组合、关键和典型的病机状态，给出具体的治疗方法作为示例，用这样的方式来教授我们伤寒虚实大法。实际临床工作中我们并不是经常遇到能直接套用《伤寒论》经方的情况，所以我们需要深刻理解《伤寒论》理论，熟练分析具体情况，合理变通地找到最适当的治疗方案，机械地固守成方往往是行不通的。

148. 伤寒五六日，头汗出，微恶寒，手足冷，心下满，口不欲食，大便硬，脉细者，此为阳微结，必有表，复有里也。脉沉，亦在里也。汗出，为阳微；假令纯阴结，不得复有外证，悉入在里，此为半在里半在外也。脉虽沉紧，不得为少阴病。所以然者，阴不得有汗，今头汗出，故知非少阴也，可与小柴胡汤；设不了了者，得屎而解。

本条从语义上讲是在描述少阳证小柴胡汤与少阴证的鉴别方法，同样是大便硬可能是不同机体状态的表现。

但此条的具体描述存在许多问题。条文中用"汗出"来鉴别少阳柴胡汤证和少阴病，根本不懂两种病证的内涵。所谓"阴不得有汗"是错误的，与《内经》的"寒热虚实"和第7条条文的"无热、恶寒者，发于阴"是相同的水平，中医虚实的概念混乱与这些错误认识直接相关。三阴病是指正气衰微，但绝不是毫无抵抗能力，存活的个体就有抵抗力，就常见发热、汗出，这根本不是鉴别虚实的依据，《伤寒论》的虚实鉴别不是建立在症状之上的。

少阳病是机体体质较强，遇邪后全身功能增强但不足以祛邪。少阳病是描述人体整体功能状态的概念，与病变部位无关，这是《伤寒论》定性与《内经》经络理论定位的最主要区别。"半表半里"是对少阳病的误解，是六经经络理论的内容，这样的错误认识扰乱了六病理论体系，造成《伤寒论》研究史上少阳病概念的混乱。

《伤寒论》强调透过表象认识本质的辩证方法，诊断不是停留在具体症状上，而是依靠脉诊、结合临床来判断病机，并以此为基础给予相应的处置，以获取疗效。

条文中论据错误、论证方法荒谬，结论极不可靠，与《伤寒论》全书风格相差太远，应是后人篡改混入的。

149. 伤寒五六日，呕而发热者，柴胡汤证具，而以他药下之，柴胡证仍在者，复与柴胡汤。此虽已下之，不为逆，必蒸蒸而振，却发热汗出而解。若心下满而硬痛者，此为结胸也，大陷胸汤主之；但满而不痛者，此为痞，柴胡不中与之，宜半夏泻心汤。

半夏（半升，洗） 黄芩 干姜 人参 甘草（各三两，炙） 黄连（一两） 大枣（十二枚，擘）

上七味，以水一斗，煮取六升，去滓；再煎取三升，温服一升，日三服。须大陷胸汤者，用前第二方（一方用半夏一升）。

肝胆部位小柴胡汤证，选用下法治疗作用部位针对性较差，效果不佳。下后仍是小柴胡汤证，可以继续使用小柴胡汤治疗；如果下后"心下满而硬痛"，属于结胸，用大陷胸汤治疗；如果"但满而不痛"，属于痞证，用半夏泻心汤就可能优于小柴胡汤。

病机决定治疗，此条强调了三种方剂之间的区别。他们都属热证，大陷胸汤证病理改变深重，但体质较强。后二者体质偏弱，其中半夏泻心汤侧重于促进消化道蠕动，小柴胡汤则偏于消散肝胆气血瘀滞。

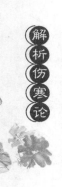

150. 太阳、少阳并病，而反下之，成结胸；心下硬，下利不止，水浆不下，其人心烦。

误下后原有症状加重，除典型结胸证外还可能有其他的表现，如下利不止、水浆不进，较前述的结胸证有更广泛的受累范围。

其人心烦是因为黏膜受损造成，胃黏膜损伤多会表现类似症状，是人体正气修复、病理改变的表现。

151. 脉浮而紧，而复下之，紧反入里，则作痞。按之自濡，但气痞耳。

误下导致病邪深入，诱发痞证。正气损伤较轻而广泛，表现为蠕动功能明显不足，出现痞证。与结胸的区别是正气虚，但没有明显病理状态改变。

参考第 131 条，可知误下后出现的变证非常复杂，影响的因素很多，绝不是一两个因素就能决定的，所以必须详细收集病史资料，结合脉诊，查体才能把握病机，针对性治疗才能取得满意疗效。

152. 太阳中风，下利，呕逆，表解者，乃可攻之。其人汗出，发作有时，头痛，心下痞硬满，引胁下痛，干呕，短气，汗出不恶寒者，此表解里未和也，十枣汤主之。

芫花（熬） 甘遂 大戟

上三味，等分，各别捣为散。以水一升半，先煮大枣肥者十枚，取八合，去滓，内药末。强人服一钱匕，羸人服半钱，温服之。平旦服。若下少病不除者，明日更服，加半钱；得快下利后，糜粥自养。

个体素有慢性病理改变，外感后表现出典型症状，单纯解表的方法无法清除潜藏的病原，直接应用十枣汤又容易导致正气衰退、病原扩散，所以要求解表后再用十枣汤，可以先试用桂枝汤。

十枣汤的治疗范围广、作用层次深、攻击力度大，是很多重症，尤其是慢性重症常用的治疗方剂。与其他攻伐作用显著的经方一样，都要求排除表证后应用，以防感染扩散，引发危重症。

此药胃肠反应明显，应少量多次给药，以减轻服药后的反应，避免损伤人体。

153. 太阳病，医发汗，遂发热，恶寒；因复下之，心下痞。表里俱虚，阴阳气并竭，无阳则阴独。复加烧针，因胸烦，面色青黄，肤润润者，难治；今色微黄，手足温者，易愈。

汗后仍发热、恶寒，是体虚误汗损伤正气的表现，再用下法伤正会导致心下痞塞之弱症。这种情况本该用桂枝汤等扶正、发表以利机体恢复，却选用烧针发表，导致病情进一步恶化，出现阴阳俱竭、血容量不足、外围循环不良、全身功能低下、面色青黄、皮肤湿冷等休克症状。反复误治，病情危重，治疗困难。如果体质较好，误治后症状较轻、外围循环较好则治疗效果会好一些。

"无阳则阴独"是《内经》的认识，与《伤寒论》"阴阳互根"的认识差距明显，与条文中描述阴阳两虚的语境也格格不入，必定是后人混入的内容。

154. 心下痞，按之濡，其脉关上浮者，大黄黄连泻心汤主之。

大黄（二两） 黄连（一两）

上二味，以麻沸汤二升渍之，须臾绞去滓。分温再服。（臣亿等看详大黄黄连泻心汤，诸本皆二味；又后附子泻心汤，用大黄、黄连、黄芩、附子，恐是前方中亦有黄芩，后但加附子也。故后云附子泻心汤，本云加附子也。）

脉法提示管腔系统热证，属泻心汤症候群，治疗都是苦寒药加用护正治疗。

此方稍有不同，没有护正，但寒药也是沸水浸渍，不用全力。

病机状态与小陷胸汤近似，我们理解此方重于其他泻心汤。

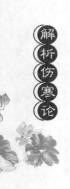

155.心下痞，而复恶寒、汗出者，附子泻心汤主之。

大黄（二两） 黄连（一两） 黄芩（一两） 附子（一枚，炮，去皮破八片，别煮取汁）

上四味，切三味，以麻沸汤二升渍之，须臾绞去滓，内附子汁，分温再服。

管腔局部热证而全身虚证，用补法护正，局部清热。

此条病情属于虚热证，所以组方原则接近乌梅丸方。这样的组方方式后人不理解其内涵，称为"寒热互用"，与"上热下寒"属于相似的水平，都是对《伤寒论》的误读。

156.本以下之，故心下痞；与泻心汤，痞不解。其人渴而口燥烦、小便不利者，五苓散主之。（一方云，忍之一日乃愈。）

泻心汤的适应证是以管腔蠕动功能减退为主要症状的热证，此条病机为水运停滞，不适合应用泻心汤，应该选五苓散助水运化。

同样的心下痞，可能是痞，可能是蓄水，还可能是寒滞等，单纯症状的鉴别意义很小，诊断必须归结到病机才能保证疗效。

误下后形成何种类型的损伤与个体体质有关，临床必须坚持具体问题具体分析的原则，切不可想当然。

157.伤寒汗出解之后，胃中不和，心下痞硬，干噫食臭，胁下有水气，腹中雷鸣下利者，生姜泻心汤主之。

生姜（四两，切） 甘草（三两，炙） 人参（三两） 干姜（一两） 黄芩（三两） 半夏（半升，洗）黄连（一两） 大枣（十二枚，擘）

上八味，以水一斗，煮取六升，去滓，再煎取三升。温服一升，日三服。附子泻心汤，本云加附子，半夏泻心汤，甘草泻心汤，同体别名耳。生姜泻心汤，本云理中人参黄芩汤，去桂枝、术，加黄连，并泻肝法。

泻心汤族，病症稍异，治疗酌变。此条病机偏于局部水液瘀滞，故重用生姜以驱水利湿。

158. 伤寒中风，医反下之，其人下利，日数十行，谷不化，腹中雷鸣，心下痞硬而满，干呕心烦不得安。医见心下痞，谓病不尽，复下之，其痞益甚。此非结热，但以胃中虚，客气上逆，故使硬也。甘草泻心汤主之。

甘草（四两，炙） 黄芩（三两） 干姜（三两） 半夏（半升，洗） 大枣（十二枚，擘） 黄连（一两）

上六味，以水一斗，煮取六升，去滓；再煎取三升。温服一升，日三服。（臣亿等谨按上生姜泻心汤法，本云理中人参黄芩汤，今详泻心以疗痞。痞气因发阴而生，是半夏、生姜、甘草泻心三方，皆本于理中也，其方必各有人参，今甘草泻心中无者，脱落之也。又按《千金》并《外台秘要》治伤寒食，用此方，皆有人参，知脱落无疑。）

此条文描述伤寒中风误下出现生姜泻心汤证。本该扶正以利肠道蠕动、吸收功能恢复，医者再次下法误治，导致人体受伤加重，病理特征由少阳病渐向太阴、少阴、厥阴病转变。

泻心汤类主要是泻热结，随着正气转虚组方逐渐重用生姜甘草，治疗重心由驱邪转为护正。

159. 伤寒服汤药，下利不止，心下痞硬，服泻心汤已，复以他药下之，利不止，医以理中与之，利益甚。理中者，理中焦，此利在下焦，赤石脂禹余粮汤主之。复利不止者，当利其小便。

赤石脂（一斤，碎） 太一禹余粮（一斤，碎）

上二味，以水六升，煮取二升，去滓，分温三服。

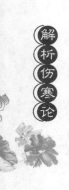

赤石脂、禹余粮形成细微的保护层可促进组织修复、药物吸收，对严重的消化道功能丧失有一定作用。

此条强调了理中汤与赤石脂禹余粮汤的区别。理中汤主要治疗脾胃虚寒、功能衰退吸收不良的下利、腹痛证，赤石脂禹余粮汤则治疗黏膜萎缩、功能衰败导致的下利证，后者针对的病理改变要比前者深重得多。临床用理中汤治疗赤石脂禹余粮汤证下利不仅不能缓解腹泻，反而会因大量的肠道内高渗液体存在导致腹泻症状加重。

"理中者，理中焦，此利在下焦"应是后人混入的内容。条文中关于中下焦的分析是错误的，中下焦是定位用的名词，无法准确反映上述两个方剂适应证的差别。三焦在《内经》中是一个典型的描述位置的概念，主要用于脏器部位分区。以吴鞠通为代表的温病学派却用它来描述虚实，但又没把原概念的定位意义祛除干净。所以从温病时代开始三焦辨证这种与六经辨证相似的定位与定性混淆的理论也混入了主流理论，自然就把《伤寒论》的整体观念进一步摧毁。并且这两种定性定位混乱的思想至今仍广为流传，造成不利的影响。

后面的"复不止者，当利其小便"是一种错误理解。茯苓、白术既能促进胃肠黏膜吸收水液而止泻，又可以促进全身水液运化而同时利小便，近代不清楚具体机理误以为利小便能止泻。当然这种"利小便止泻"的方法根本止不住这样的腹泻。

160. 伤寒吐下后，发汗，虚烦，脉甚微，八九日心下痞硬，胁下痛，气上冲咽喉，眩冒，经脉动惕者，久而成痿。

治疗不正确导致人体功能衰退、紊乱，机体长期无法恢复正常，就会变成痿证这样的慢性病，为以后的治疗增加了困难。

慢性病变一般都不是一次患病形成的，各种损伤因素反复作用于人体，人体修复功能逐渐衰退，充血、水肿等急性改变慢慢纤维化、坏死，形成难逆转的慢性病变。

慢性病变多为全身广泛存在，涉及多系统多器官，是很多严重疾病的发病基础，如局部癌变等，所以《伤寒论》从病机出发常能获得惊人的疗效。而现代医学只关注局部严重病变，在病理方面的认识达不到如此广度，对广泛存在并且决定严重病变能否出现的基础问题视而不见，自然也就没有类似中医的处理方法。

传经理论认识不到体质差异和病理分型的复杂性，无法解释慢性疾病的形成。

161. 伤寒发汗，若吐，若下，解后，心下痞硬，噫气不除者，旋复代赭石汤主之。

旋复花（三两）　人参（二两）　生姜（五两）　代赭石（一两）甘草（三两，炙）　半夏（半升，洗）　大枣（十二枚，擘）

上七味，以水一斗，煮取六升，去滓，再煎取三升。温服一升，日三服。

类似上一条说的痿证，治疗以补虚为主，辅以促黏膜复原治疗，以恢复吸收和蠕动功能。

组方与半夏泻心汤相似，旋覆花、代赭石作用较深，有明显修复组织恢复正常功能的作用，用以代替黄芩、黄连。

162. 下后，不可更行桂枝汤；若汗出而喘，无大热者，可与麻黄杏子甘草石膏汤。

麻黄（四两）　杏仁（五十个，去皮尖）　甘草（二两，炙）　石膏（半斤，碎，绵裹）

上四味，以水七升，先煮麻黄，减二升，去上沫；内诸药，煮取三升。去滓，温服一升。

小青龙汤证服用桂枝汤后表证缓解，下法治疗后消化道瘀滞消退，只有呼吸道还保留一些原发寒喘病的症状，不宜再用桂枝汤，用麻杏石甘汤散寒、护阴、清热。

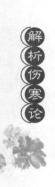

此证较大青龙汤之全身外寒里实病情轻浅，涉及部位也局限，所以其作用侧重于呼吸系统，散寒护正的力度较弱，护正方面也更倾向于护阴。

此条与第63条内容相差无几，可能是传抄错误。

163. 太阳病，外证未除而数下之，遂协热而利，利下不止，心下痞硬，表里不解者，桂枝人参汤主之。

桂枝（四两，去皮） 甘草（四两，炙） 白术（三两） 人参（三两） 干姜（三两）

上五味，以水九升，先煮四味，取五升；内桂，更煮取三升，去滓。温服一升，日再夜一服。

里虚外感，误下不仅未能清除病原，反而造成消化道受伤。桂枝人参汤扶正、修复损伤，并且能扶助机体正气清除表证。

164. 伤寒大下后，复发汗，心下痞，恶寒者，表未解也。不可攻痞，当先解表，表解乃可攻痞；解表宜桂枝汤，攻痞宜大黄黄连泻心汤。

同样的误下后表现，上一条文下后正虚明显，为里寒证；此条文则是正气受下法压制，导致原有温病病情扩散。

用寒药驱邪，需防寒药伤正导致循环系统中的病原扩散，所以先用桂枝汤清除循环中的病原，而后用泻心汤，与应用承气汤尽量避开表证是相似的原因。

165. 伤寒发热，汗出不解，心下痞硬，呕吐而下利者，大柴胡汤主之。

应用大柴胡汤一定要注意应用指征，必须符合热证、里实或正虚不突出的病机要求。

此条中呕吐、下利用大柴胡汤与下利用大承气汤的机理相似，都是机体功能亢进，但被外邪压制出现消化道功能紊乱。正盛邪实，放手攻邪即可，与承气汤的区别为大柴胡汤偏重于肝胆系统功能障碍。盘踞在消化系统阻碍吸收、蠕动的问题一解决，呕吐、下利症状自然烟消云散。

166. 病如桂枝证，头不痛，项不强，寸脉微浮，胸中痞硬，气上冲喉咽不得息者，此为胸有寒也。当吐之，宜瓜蒂散。

瓜蒂（一分，熬黄） 赤小豆（一分）

上二味，各别捣筛，为散已，合治之。取一钱匕，以香豉一合，用热汤七合煮作稀糜，去滓，取汁和散，温顿服之。不吐者，少少加；得快吐乃止。诸亡血虚家，不可与瓜蒂散。

病理改变局限，病位靠上，吐法驱邪较便捷。但要注意吐法属于攻击性疗法，对正气有打击作用，所以要求满足机体不虚、循环系统中无病原聚集等条件。

此处之寒类似阳明中寒，是慢性病理改变，接近"久寒"。

167. 病胁下素有痞，连在脐傍，痛引少腹，入阴筋者，此名脏结，死。

脏结是指一大类严重的病理性改变，此条应该是指肝脏病变。肝病多因韧带牵拉引致脐旁痛，肝脏萎缩明显还能通过脐旁韧带牵拉至阴部，表明肝脏萎缩相当明显，类如重度肝硬化、肝癌等严重疾病。

由于技术的限制，《伤寒论》对严重病变的认知不能和现代医学相比，但张仲景能认识到起决定作用的基础问题，通过改善病机达到恢复健康的目标。而这方面正是现代医学的不足，我们对于严重的疾病用现代医学方法处理后，再用《伤寒论》处理全身基础问题，常可达到促进修复、防止复发、增强体质的作用。

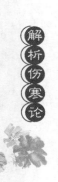

168. 伤寒若吐若下后，七八日不解，热结在里，表里俱热，时时恶风，大渴，舌上干燥而烦，欲饮水数升者，白虎加人参汤主之。

知母（六两）　石膏（一斤，碎）　甘草（二两，炙）　人参（二两）　粳米（六合）

上五味，以水一斗，煮米熟，汤成去滓，温服一升，日三服。此方立夏后、立秋前，乃可服；立秋后不可服；正月、二月、三月尚凛冷，亦不可与服之，与之则呕利而腹痛。诸亡血虚家，亦不可与，得之则腹痛利者，但可温之，当愈。

发病后虽经吐、下治疗，病情没有缓解，却形成正盛邪实、阴液大量消耗的局面，燥、烦、渴提示存在水代谢功能障碍，用白虎汤加人参汤补阴护正。具体机理可以参考第26条条文。

临床应用白虎汤以具体病机为依据，服法后所述时节对白虎汤应用的影响应该是后人所言，囿于《内经》运气理论，不可全信。

169. 伤寒无大热，口燥渴，心烦，背微恶寒者，白虎加人参汤主之。

此条是严重的阳盛阴亏导致血容量不足，会出现外围循环不足的表现，例如背寒、四肢冰凉等。

个体体质较强，但仍有类似脾约的慢性基础问题，在防御功能亢进的状态下出现咽干、口燥这样的黏膜机能不足表现，所以要加用人参加强对人体津液的防护。

170. 伤寒脉浮，发热，无汗，其表不解，不可与白虎汤。渴欲饮水，无表证者，白虎加人参汤主之。

白虎汤为清热补阴重剂，适用于全身功能亢进而内环境水液匮乏的病机。

白虎汤服后汗出是阴液不足得到缓解、外围循环得到改善的结果，与麻黄汤扩张寒性挛缩血管的作用机理相差甚远。如果用于表寒证不仅不能发汗解表，还会因为打压正气、加重表寒诱发严重后果，所以白虎汤切不可用于表寒证。

以上三条都讲述白虎加人参汤，此方要求阴亏阳不虚，机体水代谢能力不足有"燥而烦"的表现时应用，白虎汤则更倾向于正盛阴亏时应用。

171. 太阳少阳并病，心下硬，颈项强而眩者，当刺大椎，肺俞，肝俞，慎勿下之。

本条既有局部病原聚集，又有机体内虚的潜在背景，心下硬、颈项强、目眩，必定属于脉弦微、全身循环不畅、正气不足的情况。

下法伤正，不可轻易用于这种情况的治疗。刺法可调节局部功能状态，疗效可靠且没有明显副作用。

经络这种重要的信息传导通路，揭示了人体各部间的某些特殊联系，为医学干预提供了一种独特的方式和途径。以经络为基础的针灸，就以其作用部位明确，且以双向调节作用为主的作用机理而成为传统医学最耀眼的成就。针刺作用强大、定位精准、对虚实寒热辨证要求不高、没有副作用、不经消化道，我们常用针刺的方法配合治疗慢性顽固性疾病效果很好。

172. 太阳与少阳合病，自下利者，与黄芩汤；若呕者，黄芩加半夏生姜汤主之。

黄芩汤方

黄芩（三两） 芍药（二两） 甘草（二两，炙） 大枣（十二枚，擘）

上四味，以水一斗，煮取三升，去滓，温服一升，日再，夜一服。

黄芩加半夏生姜汤方

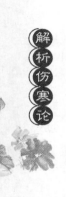

黄芩（三两） 芍药（二两） 甘草（二两，炙） 大枣（十二枚，擘） 半夏（半升，洗） 生姜（一两半，切）

上六味，以水一斗，煮取三升，去滓，温服一升，日再，夜一服。

此条描述了一种不同于太阳病和少阳病的状态。感染伴有病原血症，符合太阳病的标准；正不虚但不足以抗邪，符合少阳病的描述。治疗用黄芩、芍药驱邪，用甘草、生姜护正，半夏对上消化道作用较强，有呕吐症状者可加用。

《伤寒论》中太阳病主要指感染病原侵入内环境的病理状态，而伴有黏膜系统病邪聚集的状态则被命名为合病，以示区别，所以出现了太阳少阳合病和太阳阳明合病等状态。

其中黄芩汤与柴胡汤一样都是少阳病特征性方剂，驱邪同时注意护正是特征。具有这一特征的范围较广，带"草、姜、枣"的组方基本都属于少阳病范围，是临床常见的体质类型。

173. 伤寒，胸中有热，胃中有邪气，腹中痛，欲呕吐者，黄连汤主之。

黄连（三两） 甘草（三两，炙） 干姜（三两） 桂枝（三两，去皮） 人参（二两） 半夏（半升，洗）大枣（十二枚，擘）

上七味，以水一斗，煮取六升；去滓，温服。昼三夜二。疑非仲景方。

此条描述为正虚合并外感热证，原则与上两条相似，但正虚较上条突出，治疗加用桂枝以加强护正。

"胃中有邪气"反应全身广泛存在的慢性病理改变，类似于厥阴篇的"久寒"。

此条所属状态可以认为介于少阳状态和厥阴状态之间，是由少阳驱邪为主向厥阴扶正为主的过渡类型。

174. 伤寒八九日，风湿相搏，身体疼烦，不能自转侧，不呕，不渴，脉浮虚而涩者，桂枝附子汤主之。若其人大便硬（一云脐下心下硬），小便自利者，去桂加白术汤主之。

桂枝附子汤方

桂枝（四两，去皮） 附子（三枚，炮，去皮，破八片） 生姜（三两，切） 大枣（十二枚，擘） 甘草（二两，炙）

上五味，以水六升，煮取二升，去滓，分温三服。

去桂加白术汤方

附子（三枚，炮，去皮，破八片） 白术（四两） 生姜（三两，切） 甘草（二两，炙） 大枣（十二枚，擘）

上五味，以水六升，煮取二升，去滓，分温三服。初一服，其人身如痹，半日许复服之；三服都尽，其人如冒状，勿怪。此以附子、术，并走皮内，逐水气未得除，故使之耳。法当加桂四两。此本一方二法：以大便硬，小便自利，去桂也；以大便不硬，小便不利，当加桂。附子三枚恐多也，虚弱家及产妇，宜减服之。

平素体质阳虚，外感后表现为表寒伴循环瘀滞，脉象浮虚而涩。方用桂枝附子汤温阳助表，不用芍药以防伤中。

如果这种病理改变在消化道表现突出，加白术替换桂枝，治疗重点转向消化道功能。这里讲的大便硬是因肠道蠕动慢引致，类似于第148条纯阴结。

175. 风湿相搏，骨节疼烦，掣痛不得屈伸，近之则痛剧，汗出短气，小便不利，恶风不欲去衣，或身微肿者，甘草附子汤主之。

甘草（二两，炙） 附子（二枚，炮，去皮，破八片） 白术（二两） 桂枝（四两，去皮）

上四味，以水六升，煮取三升，去滓，温服一升，日三服。初服得微汗则解；能食、汗出复烦者，服五合；恐一升多者，宜服六七合为妙。

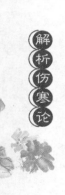

阳虚水郁体质，外感后出现上述典型表现，用甘草附子汤补阳利水治疗。

水钠代谢瘀滞是常见全身症状，属于《伤寒论》水郁的病机状态。五苓散是胃肠瘀滞为主的处方，甘草附子汤则是以躯体瘀滞为主的组方。小便不利是共有症状，说明这类病证全身病机相似，而局部病情又有些差异，所以组方与上一条桂枝附子去桂枝加白术很相似。

《伤寒论》的病机，反应全身统一的基础状态，应用病机观念分析病情，会较现代医学的认知更深刻。以荨麻疹为例，现代医学认为属于抗体增多引发的超敏反应。而结合《伤寒论》分析则会发现荨麻疹属于上述水液瘀滞体质的情况很多见。因为组织瘀滞、功能不良、防御不足，异物入侵的机会较多，导致免疫增生。而机体功能不佳产生的免疫蛋白数量大、质量差、功能不足、精确度差，导致抗敌不利却容易误伤自身出现过敏症状。

我们用抗过敏治疗缓解了症状，却解决不了防御不足的问题，无法解决防御不足与免疫蛋白低质量增生的恶性循环。而从病机角度出发，解决病机问题就能从根本上解决上述问题。免疫性疾病是很大一类疾病，治疗应以调整机体状态，提高人体效率为目标，免疫系统精准、高效运作自然不会出现免疫疾病，而压制免疫系统的做法只是缓解症状。

笔者认为所有的免疫疾病都是机体功能差、免疫系统持续低效工作造成的。任何的病机问题都能造成类似的情况，按照《伤寒论》分析机体存在的问题，理论上能解决所有过敏性问题。

176. 伤寒脉浮滑，此表有热，里有寒，白虎汤主之。

知母（六两）　石膏（一斤，碎）　甘草（二两，炙）　粳米（六合）

上四味，以水一斗，煮米熟，汤成去滓，温服一升，日三服。（臣亿等谨按前篇云：热结在里，表里俱热者，白虎汤主之，又云其表不解，不可与白虎汤。此云脉浮滑，表有热、里有寒者，必表里字差矣。又阳明一证云：脉浮迟，表热里寒，四逆汤主之。又少阴一证云：里寒外热，通脉四逆汤主之。以此表里自差明矣。《千金翼》云：白通汤。非也。）

此条阴亏更甚，已经出现循环血量不足的表现，用白虎汤补充阴液。此条表寒与外感麻黄汤证之表寒表现相似，但机理迥异，麻黄汤为外邪作用使体表血管挛缩，脉象为紧脉；此条为水液匮竭导致应激性外围循环收缩，正气较盛，所以表现为浮滑脉。

脉滑而有力也是全身郁滞，尤其胃肠道郁滞的常见脉象，都是反应正气不虚、血管壁压力很大的病机状态，要注意结合病史区别。

177. 伤寒脉结代，心动悸，炙甘草汤主之。

甘草（四两，炙）　生姜（三两，切）　人参（二两）　生地黄（一斤）　桂枝（三两，去皮）　阿胶（二两）　麦门冬（半升，去心）　麻仁（半升）　大枣（三十枚，擘）

上九味，以清酒七升，水八升，先煮八味，取三升，去滓，内胶烊消尽，温服一升，日三服。一名复脉汤。

脉结代反应机体功能不足，故用补法。脉促则反应病理状态存在，治疗需突出驱邪。

炙甘草汤补益正气，对于缓解心虚之脉结代有些效果。此方适用于纯虚无邪之证，临床用途广泛。

178. 脉按之来缓，时一止复来者，名曰结。又脉来动而中止，更来小数，中有还者反动，名曰结阴也；脉来动而中止，不能自还，因而复动者，名曰代阴也，得此脉者必难治。

此条描述结脉、代脉的表现，反应正虚邪踞，病情复杂深重，治疗很困难。

心律失常属于常见临床病症，正气越虚弱、病理状态越顽固越代

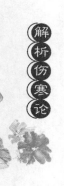

表心脏本身神经血管发生病变，相反则属于外界不良刺激干扰心电传导，临床上后者更容易解决。

我们用病机的理念分析处理心律失常多有效果。处理心律失常，张仲景都是在掌控全身状态的基础上分析，而不是只盯着心脏，视野明显广阔得多。

辨阳明病脉证并治

179. 问曰：病有太阳阳明，有正阳阳明，有少阳阳明，何谓也？答曰：太阳阳明者，脾约（一云络）是也；正阳阳明者，胃家实是也；少阳阳明者，发汗，利小便已，胃中燥，烦，实，大便难是也。

阳明病主要是指全身功能较好、阴液相对不足的病机状态。

条文中描述了三种阳明病：一种是脾约，指黏膜有慢性病理改变，发病时明显妨碍体内水液调配，容易诱发阳盛阴亏阳明病。二是正阳阳明病，指单纯的正盛邪实导致阴液大量消耗形成的阳明病。三是少阳阳明，是指不恰当的"发汗、利小便"治疗导致阴液亏竭，从而形成阳明病的情况。

另外，"阳明病篇"中还有阳明中寒，同为阳明证，机体虚实寒热不同。所以说六病只是《伤寒论》的纲领，作为病机应用于诊断治疗还需要进一步细化。

180. 阳明之为病，胃家实（一作寒）也。

经典阳明病是指全身功能尤其是消化道功能亢进的状态，《伤寒论》阳明病篇则包括个体功能亢进到个体功能没有明显衰败的较大范围。

理解此条文一定要认识到经典阳明病是全身功能亢进，而不仅仅是"胃"部功能亢进，是整个机体功能状态受制于阴亏因素的问题，如白虎汤和承气汤都是全身水液亏竭，承气汤则更突出黏膜系统水液亏竭。

全身功能状态一致与局部存在差异的统一是《伤寒论》的重要观点，也是认识《伤寒论》的基本原则，是伤寒论六病、脉诊、组方的根本。这与辩证唯物主义系统论的观点高度一致，对于我们科学理解《伤寒论》并且将其广泛应用于临床有重要意义。

因为消化道具有强大的吸收营养、阻拦病原和排泄废物的功能，各种病理状态导致的消化功能不良都有重要的病理意义，所以整部

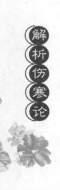

《伤寒论》都是以消化道功能状态作为人体功能的代表。如少阴是以衰败、功能减退的消化道功能为基本范畴，阳明病则是以强大又受阴液不足限制的消化道问题为主要内容。

181. 问曰：何缘得阳明病，答曰：太阳病，若发汗，若下，若利小便，此亡津液，胃中干燥，因转属阳明。不更衣，内实，大便难者，此名阳明也。

此条是解释第 179 条所描述的少阳阳明病，为临床多见的阳明证发病类型。属于医源性阳明病，不适当的治疗不仅未能清除病原，反而浪费有限的体液，诱发更多的制约自身抗感染能力的因素。

总体来讲阳明病见于身体素质较好、黏膜有慢性病理问题的个体，治疗失误是诱因。也就是说阳明病基本都是在脾约和错误治疗的综合作用下形成的。真正的正阳阳明病很少见，正气充实、潜力巨大、黏膜吸收排泌水液能力超强，很难形成白虎汤证、承气汤证。

182. 问曰：阳明病外证云何？答曰：身热，汗自出，不恶寒反恶热也。

外邪入侵内环境引起发热的状态称为外证，相当于现代医学的病原血症，也就是太阳病。如果外证同时伴有循环挛缩情况则习惯称为表证，即表寒证。

此条同时存在汗出、恶热等太阳病表现和功能亢进的阳明病表现，称为阳明证外证。按照《伤寒论》的分类方法，此条既属于阳明病，也属于太阳病，也说明太阳病与其他五种不是并列关系。

183. 问曰：病有得之一日，不发热而恶寒者，何也？答曰：虽得之一日，恶寒将自罢，即汗出而恶热也。

问：患病刚一天，恶寒不发热，为什么也能称作阳明病？答：因为这种情况，伴随汗出，恶寒迅速消失，很快呈现出恶热的阳明病表现。

条文描述的是太阳阳明并病外证消失转为典型阳明病的过程，常见表现为体温渐正常、汗出。随着体表挛缩消失和病原血症减轻，消化道却因阴亏导致蠕动、排泄功能不良，一定数量病原得以继续黏附于黏膜存活、繁殖。

太阳病向阳明病的转变，是因为个体正气亢盛，外寒迅速被人体清除。条文中对话没有反映出这种变化的主要原因是体质问题，笔者认为这是被笃信传经理论的后人更改过的原因。《伤寒论》中也有病情病变部位随时间发生变化的描述，但这种认识是建立于对个体体质准确认识的基础之上，这与传经理论有本质上的差别。

一定要注意出现这种表现的只能是太阳病中有阳明体质的个体，阳明体质的人清除病原血症露出阳明本质，其他体质的太阳病不可能如此。例如少阴体质太阳病只能很快变为典型少阴病，而不可能变成阳明实证。

184. 问曰：恶寒何故自罢？答曰：阳明居中，主土也。万物所归，无所复传。始虽恶寒，二日自止，此为阳明病也。

此条是紧接上条分析阳明病的成因的。健康的机体出现外感，病原体大量聚集在管腔，一部分突破黏膜屏障进入循环系统。体质强壮，循环系统病原迅速被清除，表寒随之消失，但管腔系统却因为水液亏竭问题影响排泄功能，导致病原与排泄物存留，形成阳明腑实证。

阳明病的出现是患病个体阳盛阴亏的体质决定的，与其他因素关系不大。上两条描述所反映的理论是典型的传经理论，无法体现个体体质对病情变化的决定性作用，可能是后人混入或篡改的条文。

185. 本太阳初得病时，发其汗，汗先出不彻，因转属阳明也。伤寒发热，无汗，呕不能食，而反汗出濈濈然者，是转

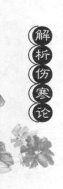

属阳明也。

描述太阳病发汗治疗后表证消失、病原血症减轻，病情转为阳盛阴亏阳明证的过程。

阳明体质阳气旺盛，具有自然演化为阳明病的趋势，而不适当"发汗利小便"治疗又能加强这一过程，共同导致病情发展至阳明病。

条文中"汗出不彻"应该是"发汗无法解决外证，却导致管腔阴亏"之意，而不是指发汗程度不够。条文中如此描述应该是后人混淆相关条文形成的。

186. 伤寒三日，阳明脉大。

此条文描述属于典型的《内经》脉法，很可能是后人混入的内容。

外感后有人始终表现太阳病，有人很快转为阳明病，也有一部分直接表现为少阴病，伤寒六病的表现主要是由体质决定的，与时间没有必然的联系。所以此条应该是一位迷信《内经》传经理论而不懂《伤寒论》的人杜撰的。

人体是一个高度统一的整体，循环系统把全身紧紧联系起来，所以循环系统更能代表全身状态。《伤寒论》脉学强调脉诊的定性意义，脉象是全身病机状态在局部的反应，这与现代唯物主义系统论中整体与局部的认识是相同的。《伤寒论》中的望诊也是同样的道理，也是局部反应全身状态的问题。《伤寒论》的定位诊断依靠主诉、病史和查体完成，四诊合参就能明确高度统一的全身状态和局部的具体情况。

187. 伤寒脉浮而缓，手足自温者，是为系在太阴。太阴者，身当发黄；若小便自利者，不能发黄；至七八日，大便硬者，为阳明病也。

慢性病理改变长期存在会导致防御系统持续运作，表现脉浮缓、手足心发热；太阴病正气虚衰、循环不畅容易面色蜡黄。这种体质状态可能存在多脏器损伤，如果肝胆问题突出可能出现更严重的黄疸。"小便自利"说明机体功能相对好些，发黄的概率则小一些。随着大便变硬，人体功能状态也转为阳明病。

正气盛是阳明病，正气虚是太阴病，二者的关系是相对的而非绝对，虚实之间还有很多过渡类型，过于拘于概念容易思想僵化。

一个人的体质是具有稳定性的，短期内很难出现大的变化，此病例太阴体质是持续存在的，即使大便变硬也不能忽略体虚的实质。

此条文论述中存在以症状决定病机状态的问题，可能是被后人改动过。

188. 伤寒转系阳明者，其人濈然微汗出也。

伤寒表证消失，体表循环挛缩缓解，汗出反映强大的机体正气已贯彻内环境每个角落。

汗出是阳明证的主要表现，既是正气盛的表现，也是阴亏的部分原因。正气清除循环障碍消灭病原，同时也导致阴液消耗，转变为阳盛阴亏的阳明证。

189. 阳明中风，口苦，咽干，腹满，微喘，发热，恶寒，脉浮而紧。若下之，则腹满，小便难也。

此条与大青龙汤相似，均为表寒伴全身功能亢盛、阴液不足。阳明中风，一派热象中却隐藏着恶寒、脉紧这样的寒象。虽有明显的管腔郁滞，但还有严重的体表病原积聚，此时用下法攻击管腔极易损伤正气，导致内环境病原扩散出现新的病症。第206条是与此条相似的病情，同样不宜攻下。

脉浮紧却称为阳明证，是因为此条病理特征不仅有表寒、脉紧的表现，还有机体功能亢进且阴亏的特点，兼具太阳和阳明病的特征。所以简单区分六病远远不够，还需要进一步明确机体功能状态（病

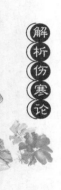

机），才可能达到临床治疗的要求。这是张仲景划分六病的意义所在，六病概念必须灵活理解，否则它就会成为禁锢我们思想的枷锁。

《伤寒论》六病的分类是很有趣的分类法，六病的内涵有各自的特点。阳明病指正气亢盛，阴液不足；少阳病指正气不虚，无阴液亏虚；少阴病指全身功能衰退的病理状态；太阴病与少阴病状态相似，可以理解为较轻浅的功能衰退，尤其是以消化系统功能衰退为主的情况；厥阴病也可以认为是少阴病的特殊类型，可以理解为少阴状态的热证。太阳病与其他五病差异较大，指的是前述各种功能状态合并病原血症。

可以简单粗略地认为太阳病是其他五种病机状态合并感染的情况；而单纯后五种病机状态则是侧重非感染状态。

190. 阳明病，若能食，名中风；不能食，名中寒。

消化功能亢进的中风病表现食欲旺盛，是机体功能强大的状态；相反的中寒病则表现消化不良，是功能不足的状态，是介于阳明和太阴之间的状态。

所以此条用能否进食区分中风、中寒，但临床上一定要注意二者不能仅靠进食情况来鉴别。中风阴亏到一定程度出现大便燥结也会食欲不振，所以条文一定要辩证来看，不可拘泥。

《伤寒论》的主要内容就是对机体状态的划分，是人为划定，既有典型类型，也有不典型类型，虚实都是相对的，不是绝对的。各病之间不是绝对区分的，同型之内也有很多种亚型。

191. 阳明病，若中寒，不能食，小便不利，手足濈然汗出，此欲作固瘕，必大便初硬后溏。所以然者，以胃中冷，水谷不别故也。

阳明中寒不能食、小便不利，提示全身机体功能衰退。表现大便初硬后溏（可能和重力沉淀作用有关，临床非常多见）、腹泻、便秘，或二者交替出现，都是消化道蠕动、排泄、吸收功能不良的表现；肾运化功能不足出现小便不利；慢性病理改变存在刺激防御系统持续运作，表现手足心汗出、燥热。

阳明中寒是介于阳明正气盛和太阴正气虚之间的一种状态，所以在文中对此的描述更像是太阴病，这也更反映了六病体系各状态之间的固有复杂联系。

固瘕与结胸、陷胸、血瘀都是慢性严重病理改变，多与正气虚衰同时存在，是很重要的病机状态，临床意义巨大。机体越虚弱、病理改变越严重越有可能出现肿瘤等恶性病变，越应该采取现代医学技术筛查。临床遇到这些情况可先利用现代技术精确诊断、治疗局部病变，然后再用《伤寒论》的方法消除全身广泛存在的基础问题，从而达到根治的目的，这样不仅疗效显著，也避免延误病情。

192. 阳明病，欲食，小便反不利，大便自调，其人骨节疼，翕翕如有热状，奄然发狂，濈然汗出而解者，此水不胜谷气，与汗共并，脉紧则愈。

此处描述了人体抗邪外出的过程。体质不强，病后出现小便不利、骨节痛的症状，但食欲较好、大便自调，为水郁外感。随病情发展，正气突破外邪的阻碍，汗出病解、水郁得散，脉必由浮缓转向收紧。

此条与上一条都是体质偏弱、运化不良的表现，第191条以胃肠功能不良为主要表现。此条偏重于全身水液运化不良，与第196条体质相似。

阳明中寒病是介于阳明实证与太阴虚证之间的状态，故驱邪同时应注意护正。

193. 阳明病，欲解时，从申至戌上。

此条文与《内经》运气理论关系密切，认为时间、气候与人体功

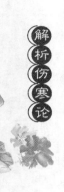

能状态有紧密关系。

运气理论在《内经》理论中占据很重要地位，反映了气候和季节对发病的影响。《内经》对于个体差异决定病情的作用没有明确的认识，所以过度夸张了其他因素的作用。

我们知道决定病情的主要因素是人体的功能状态，气候和节令是次要因素，通过影响正气的状态发挥作用。《内经》中则把这一次要因素作为主要因素来认识，把次要矛盾误判为主要矛盾必然导致认识的偏差。所以与传经理论一样，运气理论中同样存在严重的问题。错误的理论与实际应用必然存在明显的差距，《内经》中又提出了伏气理论，用于弥补这一差距，但因为同样没有把握住主要原因，仍然无法解决上述问题。

张仲景则抛弃了运气、伏气理论，科学地把上述外界因素的影响归结到正气的具体变化中。

194. 阳明病，不能食，攻其热必哕。所以然者，胃中虚冷故也。以其人本虚，故攻其热必哕。

阳明中寒有严重的慢性病理改变存在，并且还有正气虚的因素，即使有外感发热的表现也不能轻易应用攻下法。一旦误用必将损伤虚弱的正气，容易出现管腔功能衰竭等严重的问题。

此处所谓"虚冷"与受寒挛缩不同，属于慢性病理改变，与厥阴病中的"久寒"意义一致。这种病理改变在《伤寒论》很多章节中提到，极易与寒性挛缩混淆，是造成传统医学寒热混淆的重要原因，一定要仔细鉴别。

寒热等损伤长期反复作用，慢慢形成寒热特征不明显的慢性病理改变，因为这种改变明显制约人体功能，《伤寒论》中称为"冷""寒"或"久寒"。因为是慢性难逆转的改变，对寒凉药物的缩血管反应不敏感，所以"久寒"不禁寒药是与急性挛缩性寒证的重要区别。

我们认为这种情况应该统一定义为"久寒"，以便于与急性挛缩性"寒"鉴别。这样更有助于理解少阴、厥阴病的组方原则，有助于理解《伤寒论》理论的整体架构。

这种慢性病理改变也可合并急性寒热改变，其中属于寒性要温补，属热的要参照厥阴病组方治疗，后边的所谓"上热下寒"就是慢性状态合并急性感染。后世对这种情况认识不足，产生如"上热下寒"这种不伦不类的认识，就把"久寒"误解为寒证，久寒可用寒凉药，寒证也就理所当然可以应用，进而导致寒热混淆。

195. 阳明病，脉迟，食难用饱，饱则微烦，头眩，必小便难，此欲作谷瘅，虽下之，腹满如故。所以然者，脉迟故也。

本条描述临床常见的慢性病症，与上一条是类似的状态，消化道有明显慢性病理改变。脉迟反映人体全身循环无力、组织僵化，和弦、细、芤一样都是有严重病理的脉象。

全身管腔黏膜僵化可以表现出广泛的相关症状。消化道顺应性降低，患者不愿饱食，一旦进食稍多，则会出现腹部撑胀不适、心烦、头闷的表现；泌尿系黏膜弹性降低、收缩无力，出现尿无力、尿频、尿量少、尿不尽的表现。

这种腹胀与正盛邪实的承气汤证截然不同，是正气虚衰的状态，下法不仅不能缓解腹胀，反而会打击正气，加重病情。

因为全身广泛存在的运化无力、组织僵化的病理状态，临床还常见呼吸道顺应性下降引起的憋气；膀胱弹性减低，容积压力效应增大，引起的尿痛、尿急等，这些我们原来根本摸不着头脑的问题，学习《伤寒论》后依法处理都取得了满意的效果。

此条与中寒证虽都归入阳明病，但都不是正气亢盛的范畴，由此我们也可了解人体正气差异的复杂性和张仲景划分六病的用意。六病只是人为划定的界限，六病状态之间不存在绝对的界限。

临床应用《伤寒论》理念不论患者以任何症状就诊，这些症状都

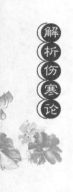

是以全身统一的病机联系在一起的，而不是孤立的。普遍联系的哲学方法应用于诊断、治疗，当然不会有"头痛医头，脚痛医脚"的弊端。

因为全身病机一致，脉诊很容易明确具体的病机，通过调整病机最大限度发挥机体的防御能力，就能达到时维持健康的目的。而现代医学想要了解病理状态很困难，对人体虚实状况更是没有概念，认识不到机体自身有强大的抗病能力，只能用现代医学技术直接处理疾病了。

196. 阳明病，法多汗，反无汗，其身如虫行皮中状者，此以久虚故也。

此条与第192条很相似，都是正气不盛、运化不利，导致汗液郁滞不能排出体外的病证，正气不足、水郁欲汗不汗产生"虫行皮中"的感觉。

本条症状由内环境水郁状态导致，与五苓散消化道水郁状态相似，发病部位不同，临床上上述症状多为同时存在，只是具体病例轻重不同。

这种病理状态近似于水液潴留，是一种常见的病理状态。可以因血管内水液潴留引起血压异常；可因组织水液潴留影响胰岛素分泌出现血糖代谢障碍等表现；青少年肥胖、荨麻疹也常见于此类体质人群。临床对此类病患应用扶正祛水治疗常可取得满意疗效。

197. 阳明病，反无汗而小便利，二三日呕而咳，手足厥者，必苦头痛；若不咳、不呕、手足不厥者，头不痛。

此条也属于阳明中寒证，正气不盛、全身慢性病理改变存在。因为抵抗力差，一旦出现感染，容易出现多系统受累表现，小便利、无汗、呕、咳、头痛、手足厥等症状都可能出现。

《伤寒论》从不单纯讲感染，所有的临床病症都是紧密联系患病个体基础状态，所以治疗主要是针对病机做出调整，病机好转，所有问题都会好转。

在健康问题上，以《伤寒论》为代表的传统医学认为内因是第一位的，而病机决定了内因的主要方面，所以治疗主要针对病机，注重的是依靠人体自身的功能。现代医学则认为外因重要，而对人体自身的认识则基本限于次要方面，也就是说血常规、血糖、血压等都是对个体功能状态孤立、静止的评估，很难代表机体整体功能状态。认识上的差异决定了现代医疗不懂得依靠人体功能，这是传统医学与现代医学最根本的区别。唯物主义辩证法认为内因是主要原因，维持健康从来都是依靠机体自身，现代医学认识水准明显达不到这样的高度。

以慢性胃炎的治疗为例，抑制胃酸分泌、保护胃黏膜、抗幽门螺旋杆菌是有短期、局部作用的，远期作用则依赖于患者自发的遵守病机原则，而这样的认识一般都是患方通过生活经验自己总结出来的。

如果把现代医学定义的疾病看作是一棵树上的果实，那么全身一致的病机就是整棵果树。现代医学的治疗是针对果实，治疗后果实可能不在了，但是产生果实的环境仍然存在，可能很快又会结出果实。而张仲景的治疗则是针对果树，果树不存在了自然什么果实都不会再出现了。并且《伤寒论》的诊断方法在果树很小的时候就能发现并做出处理，可能果树根本就没有长大结果的机会。

就像没有果树就不会有果实，任何疾病都不是突然在身体出现的。技术的局限使得《伤寒论》对果实没有清晰的认识，但依靠哲学却能准确把握住果树的问题。

民间认为中医治病能"去根"，就是因为中医能认识到病机这一深刻的理念。所以我们认为诊断不归结到病机则不够深刻，治疗如果不从根本上改善，疗效就不可靠。

无论如何健康主要依靠人体自身，根源问题的好转可以使许多顽固疾病获得难以置信的疗效，这也是激励我们一路披荆斩棘坚持下来的动力。

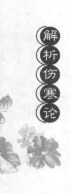

198. 阳明病，但头眩，不恶寒。故能食而咳，其人必咽痛；若不咳者，咽不痛。

此条与第 195 条体质相似，体弱易于外感，且感染后易于扩散。因为全身功能状态相似，并且广泛存在慢性病理问题，感染后容易多系统出现问题。

在临床工作中我们逐渐认识到慢性病理问题涉及的部位非常广泛，应用《伤寒论》的理论辨证治疗后常有满意的疗效。

如现代医学治疗慢性胃炎，通过胃镜、病理检查、胃酸测定等得出胃壁黏膜萎缩、腺体分泌失调的结论，治疗则针对这些问题。诊断、治疗都很精确，但未必是针对主要致病因素，所以病情反复的情况很多见。慢性胃炎患者属于体弱多病、营养代谢紊乱的体质，全身广泛存在的病机问题导致身体疾病丛生，不改变全身状态只单纯针对胃部肯定无法取得满意的疗效。

《伤寒论》是用一种与现代医学不同的方法来分析、解决临床问题，《伤寒论》能认识到机体自身有修复能力，较现代医学更能把握决定健康的主要矛盾。

病机的概念注重以全身广泛联系和永恒发展的观念认识正气循环问题，具有科学的辩证法水准。现代医学视野局限，通过技术直接处理问题，与《伤寒论》维护正气、保障循环畅通、促进自身修复的理论境界相差很大。相对于《伤寒论》的病机概念，现代医学认识到的只是些枝节性问题。现代医学评价人群发病情况多用概率来解释，但这一概念忽略了发病偶然性背后深刻的必然性，忽视机体自身正气充足与否对发病的决定性作用是现代医学的缺陷。

199. 阳明病，无汗，小便不利，心中懊憹者，身必发黄。

阳明病无汗、小便不利为内虚水郁，是常见病理状态，剑突部位嘈杂不适为常见症状。慢性疾病导致营养不良多见气血两亏、面色蜡黄，如果伴随肝胆受累，容易出现全身黄疸。

114

此文描述相当于现代医学的慢性胃炎、慢性胰腺炎、慢性胆囊炎等疾病，不同的是现代医学关注的是局部的问题，而《伤寒论》更注重慢性病的全身基础性问题。

《伤寒论》始终把机体看作一个高度统一的整体，强调全身功能状态的一致性是六病理论划分人体功能状态的基础。病机的概念包含全身虚实状态和循环状态，治疗当然也同样兼顾全身与局部。唯物主义辩证法指明系统具有统一性，张仲景在 1800 年前就认识到这一点，既能认识到全身功能状态的统一性，又能把握各个局部的差异性，这样的认识方法有着很重要的临床意义。而现代医学却只孤立地看到差异的局部，忽略了统一性，忽略了各部之间的联系。

比如对慢性肾炎的治疗，现代医学只关注肾小球和细胞的改变，治疗也主要是激素冲击疗法，病理与治疗没有直接关系。人体有强大的自身修复能力，为什么慢性病理改变却能持续存在，就是因为病机的存在阻碍了这种修复能力，所以改善病机就能使得慢性病好转甚至痊愈。把这样的医学理念引入现代临床，我们对类似慢性肾炎等疾病的治疗就会豁然开朗。

我们认为《伤寒论》病机对病理的认识比较粗浅，但现代医学重视的精细病理改变却都是在《伤寒论》病机的基础上存在的，这个基础决定了现代医学所谓的特征性病理改变，是全身状态决定局部状态、基础状态决定高级状态的关系。

不论自发还是自觉，只有病机的调整才是根治疾病、防止复发的根本途径。这是我们应用《伤寒论》理念治疗慢性病得出的结论，是中医的伟大之处。

200. 阳明病，被火，额上微汗出，而小便不利者，必发黄。

典型阳明病属于阳盛阴亏病机，治疗应该抑阳补阴。错误应用火法发汗导致阴气更加衰竭、机体抵抗力明显降低，更易造成脏器损

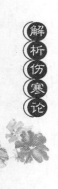

伤，发黄是常见表现。

病情加重的根源是对个体体质误判造成的，现代医学忽略个体差异，自然也认识不到这种问题的本质，出现问题笼统归为毒副反应。药物的毒副作用是医学科学中最重要的问题之一，是指药物在人群中引起人体损伤的统计学情况，避免医源性损伤是任何医学流派的共同主张。

《伤寒论》突出个体差异，是在深刻认识具体体质的基础上评价治疗作用，而不仅限于药物的毒副作用。例如不适当发汗造成人体虚弱导致感染恶化，或者寒证误用寒凉药物导致血管挛缩加重诱发病情加重，等等，这些问题都不是药物的毒副作用，而是医者错误判断病机的问题。对人群体质的科学划分使得损伤的判断更精确、与治疗的因果关系更清晰。而对于中药的毒性作用，更是经过几千年大样本试验证明其大部分毒性很低。当然也有个别药物毒性偏高，如马钱子、乌头等，但注意反畏搭配和约定剂量还是安全可靠的。

所以说《伤寒论》才是真正意义上的个体化治疗，认识不到体质差异而讨论这个问题是没有意义的。

201. 阳明病，脉浮而紧者，必潮热发作有时；但浮者，必盗汗出。

阳明内盛外寒，正气冲击外寒又受阴亏所限，所以出现"潮热有时"。这种情况如果没有外寒限制，必然会出现汗液大量涌出。

所以给予前者大青龙汤补阴而散寒，后者则以白虎汤补阴清热为宜。

202. 阳明病，口燥，但欲漱水，不欲咽者，此必衄。

典型阳明病是全身功能亢进、水液大量消耗，突出表现为管腔干燥、口渴欲饮水自救，所谓阳盛阴虚。此条病例体质偏弱，管腔黏膜有明显慢性病理改变，在阳气不足的基础上出现防御反应，即使阴液不足，渴感也不突出，饮水要求不迫切。阴虚阳不盛的病例病变深重、代谢紊乱范围广而严重，容易出现组织损伤，表现各种出血病情，临床以鼻衄为多见。

白虎汤证正气盛，慢性病理改变不明显；白虎加人参汤证正气较强，慢性病理改变明显；此条病机正气略显不足，慢性病理改变严重，以上三种情况可以理解为是慢性病理改变持续进展并引起正气受损的动态过程，当然后者的病理损伤更广泛、更深重。

不仅如此，白虎汤、承气汤、核桃承气汤、黄连汤、黄连阿胶汤、乌梅丸构成阳盛阴亏，逐渐转变为阴亏阳不盛，直至阴阳两虚的病机转变过程。我们把视野再放大来看，《伤寒论》中所有的病机构成一个有机、动态的大网，代表了张仲景六病理论对病机转变最精微的认识，远非《内经》《温病条辨》等理论所能企及。

203. 阳明病，本自汗出。医更重发汗，病已瘥，尚微烦不了了者，此大便必硬故也。以亡津液，胃中干燥，故令大便硬。当问其小便日几行，若本小便日三四行，今日再行，故知大便不久出。今为小便数少，以津液当还入胃中，故知不久必大便也。

阳明病外证存在，反复发汗外证缓解，但肠道阴亏加重，导致大便干燥难以排出，阻碍胃肠蠕动导致微烦。

如果个体脾约问题轻微，则会出现小便量减少，循环水量通过分泌的形式向消化道代偿，大便干燥得以缓解排出。如果阳盛阴亏状态形成小便量却没有相应减少，则说明人体脾约问题严重，大便干燥不容易自行缓解。

所以体质完全正常没有水代谢障碍的机体并不容易形成大承气汤证。身体正气较盛，又有脾约因素存在是形成大承气汤证的主要原因。

临床感染病后期容易形成如此局面，病原血症消失，管腔蠕动不

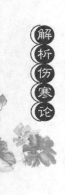

佳，病原体在管腔残留出现微烦低热等表现。这种情况应该酌情调整管腔状态、排空管腔内容物才能清除炎症残留物，防止病情反复。

204. 伤寒呕多，虽有阳明证，不可攻之。

典型阳明大承气汤证因为阴亏会导致局部蠕动能力明显受限，而且大便燥结主要发生在下消化道，所以呕吐症状并不突出。

出现明显呕吐提示外邪存在，多见于有慢性病理存在的疾病，如阳明中寒、陷胸汤证等问题，不可轻易用大承气汤攻下以防止病情恶化。

205. 阳明病，心下硬满者，不可攻之。攻之，利遂不止者死；利止者愈。

心下硬满类似结胸证，局部有严重病理改变，存在正气虚的潜质，属于慢性问题。大承气汤不能改善这种情况，反而容易使局部病情恶化。

以上十几条条文均描述机体正气不虚伴有慢性病理状态的情况，在临床上非常多见。体质尚正常，是不良生活习惯造成严重局部病理改变。因为慢性病理改变对正气的阻隔作用，局部环境恶劣、反复损伤修复、缺乏免疫监督很容易出现严重疾病。临床遇此类患者可以进行系统检查，排除现代医学的严重疾病。

此类问题应该重视，做到早发现、早处置，否则极易发展为正虚邪实的少阴、厥阴病，形成各种重症的可能性也很大。

206. 阳明病，面合色赤，不可攻之。必发热，色黄者，小便不利也。

此条与第44条说明的是相似的问题，阳明病"面合色赤"提示外证存在，表明消化道阴亏蠕动不佳、管腔内大量病原体聚集，同时循环系统也有大量病原。直接用承气汤攻击黏膜系统容易出现机体受损、病原体扩散，诱发发热、色黄、小便不利等变证。

为安全起见，应该先清除循环系统病原后，再考虑通过攻下清除消化道代谢物和残留的病原。但临床上在管腔系统有病原积聚的情况下想要清除病原血症是非常困难的，所以我们在应用汗法消除外证的同时用一些柔和的方法通便，效果很好，避免了汗法、下法不同步可能出现的问题。

第99条告诫我们，一定要先选择病原体聚集的重点部位处理，同时也要尽量减少非重点区域的病原数量，以防炎症扩散。就是说我们不仅要选对处理部位，同时还不能对非重点区域掉以轻心，仍然要坚持大局观念。

207. 阳明病，不吐，不下，心烦者，可与调胃承气汤。

甘草（二两，炙） 芒硝（半斤） 大黄（四两，清酒洗）

上三味，切，以水三升，煮二物至一升，去滓；内芒硝，更上微火一二沸，温顿服之，以调胃气。

此条文论述的是管腔系统常见的一类病理改变，代谢产物和病原共同黏附于黏膜上，阻碍黏膜正常运作。

邪盛正不虚，管腔蠕动受阻出现上腹部憋胀不适。属于实热证者，用调胃承气汤下气护正。与大承气汤阳盛阴亏不同，所以要用甘草护卫正气，病机近于少阳病。

这种黏膜功能受压制的情况很常见，各种病原和不健康饮食习惯都能引起，其中不健康的饮食习惯造成的黏膜功能异常是招致病原入侵的重要诱因。

不健康的饮食习惯反复作用于消化道，形成黏膜改变，早期正气衰退不明显，容易诱发调胃承气汤证。长期作用导致管腔系统功能明显衰退，局部形成"血症""久寒"等慢性病理改变并逐渐扩展到全身，就会造成疾病丛生的局面。几乎所有的健康问题都与此类改变相关，古语"病从口入"说的就是这个道理。

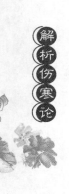

民间所谓"打食疗法"，就是通过调整消化道功能、强化吸收排泄能力达到健康目的的。只是民间观念概念不清、寒热虚实混淆、治疗方法混乱，科学性、规范性、严密性远不能与《伤寒论》相提并论。

208. 阳明病，脉迟，虽汗出不恶寒者，其身必重，短气，腹满而喘，有潮热者，此外欲解，可攻里也。手足濈然汗出者，此大便已硬也，大承气汤主之；若汗多，微发热恶寒者，外未解也（一法与桂枝汤）；其热不潮，未可与承气汤；若腹大满不通者，可与小承气汤，微和胃气，勿令大泄下。

大黄（四两，酒洗）　厚朴（半斤，炙，去皮）　枳实（五枚，炙）　芒硝（三合）

上四味，以水一斗，先煮二物，取五升，去滓；内大黄，煮取二升，去滓；内芒硝，更上微火一两沸，分温再服。得下，余勿服。

小承气汤方：

大黄（四两，酒洗）　厚朴（二两，去皮，炙）　枳实（三枚，大者，炙）

上三味，以水四升，煮取一升二合，去滓，分温二服。初服汤当更衣，不尔者尽饮之；若更衣者，勿服之。

虽然外证未完全解除，但正气亢盛体表没有寒性挛缩，"外欲解"表明内环境病原很少，潮热或手足汗出而不是全身汗出提示阴液已亏，可用大承气汤通便驱邪补阴。如果汗多、发热恶寒明显、其热不潮则提示外证未解、阴亏不突出，治疗条件不成熟，不宜攻下。如果只是腹大满不通，阳气不盛，阴液亏竭也不突出，不宜用大承气汤，以防药重伤正，小承气汤行气即可。

通过条文描述，我们可以清晰了解张仲景的诊疗思路。首先脉诊明确全身病机，结合病史、查体明确消化道问题突出。治疗以补阴、促进肠道蠕动为主，是在把握全身整体状态的情况下同时处理突出的局部问题。

管腔系统包括消化道、呼吸道、泌尿生殖道等，尤其是消化道，联通呼吸道、肝、胆、中耳、眼结膜囊、鼻腔鼻窦，共同构成庞大的引流系统，抗感染功能突出。

管腔系统是重要的物质交换通道，也是主要的感染入侵部位。病原体通过呼吸或饮食等方式进入管腔系统，即会遭到黏膜分泌物的冲刷和蠕动的排泄，少量病原黏附成功，才有可能侵入人体内环境。侵入内环境的病原随即面对吞噬细胞、抗体、补体的打击，部分病原体能够存活、繁殖达到较高浓度，积聚毒力，进而威胁人体全身组织。上述病原侵袭的过程个体差异很大，体质弱的个体不能有效防御，则会导致更多病原体进入内环境，形成更严重的病理性损伤。所以调整黏膜状态、达到最高抗黏附能力就能极大降低病原体进入内环境的概率，极大减轻免疫系统的压力，尽可能避免形成严重的病理性损伤。

《伤寒论》各章节都非常重视管腔系统的问题，把管腔系统的状态进行科学精密的划分，通过对黏膜功能状态的调整保证排泄、祛除病邪是整部《伤寒论》的重要工作内容。而对于进入内环境的病原，则是通过改善循环和增强机体功能状态来杀灭病原，这也是太阳病的主要工作内容，所以说《伤寒论》的抗感染理念是无懈可击的。

现代医学认识到非特异性免疫系统和特异性免疫系统对内环境中的病原有杀灭作用，但这种作用对于管腔中的病原基本无效，实际上抗生素的作用也是如此，管腔不是适合抗生素、免疫系统发挥作用的空间。管腔系统功能状态是决定抗感染成败的关键，个体体质强弱则是根本因素。而现代医学对此没有足够认识，必然导致抗感染治疗过度依赖抗生素。现代医学应用高科技并投入大量人力物力研究细微的内容，基本属于次要因素，主要因素却被忽略了。

《伤寒论》中也有类似抗生素的应用，代表性的有黄芩、黄连、大黄等。中医对此类药物的作用应该是基于经验，而不是对微生物的认识。但只有《伤寒论》能准确地认识到这些药物的不良作用，通过

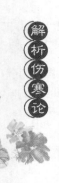

组方达到既利用其有益作用，又规避其打击正气和加重血管挛缩的副作用。《伤寒论》抗感染理念是远超传统医学水平的，主要依靠针对性的治疗调整机体状态，构筑一道机体自身防线，坚强的战略纵深极大地保障抗感染的成功。而抗生素等只是作为一种补充作用出现，并且要密切关注它的毒副作用。因为主要的措施是恢复人体自身的抗感染能力，所以《伤寒论》的抗感染理念不仅仅治疗，还能预防复发。而现代医学抗感染只知道抗生素这一道防线，所以发现耐药菌就人心惶惶，其实这是杞人忧天，因为抗感染的主力军永远是机体自身而不是抗生素！

比如我们在临床上治疗肺炎，依靠抗生素很多情况是炎症治疗越多反复的概率越大。而用《伤寒论》的方法我们首先发现的是患病个体存在明显的抗感染能力缺陷，治疗当然是修复、弥补这些缺陷，如抗病原黏附、排泄能力等。修复这些功能的意义不仅在于治疗此次感染，还能阻挡下次感染，这是现代医学抗感染观念里根本没有的内容。无视抗感染主力，过度夸大抗生素的作用，舍本逐末的思维方式导致现代抗感染工作遇到的问题越来越多，并且越来越难以解决。

进一步讲，我们对待以替代性治疗为主要手段的现代医学也应该如此，可以用外源性激素、器官移植等方法，但一定要认识到必须以消除病机的治疗方法为根本，本末倒置是导致现代医学困难重重的主要原因。

209. 阳明病，潮热，大便微硬者，可与大承气汤；不硬者，不与之。若不大便六七日，恐有燥屎，欲知之法，少与小承气汤，汤入腹中，转矢气者，此有燥屎也，乃可攻之；若不转失气者，此但初头硬，后必溏，不可攻之，攻之必胀满不能食也。欲饮水者，与水则哕，其后发热者，必大便复硬而少也，以小承气汤和之；不转矢气者，慎不可攻也。

大承气汤证病机强调全身功能亢进、阴液不足，尤其消化道矛盾更突出，大便燥结是常见表现。如果正盛大便不干，病情没有严重到阳明燥结，未必需要应用大承气汤。

随后描述的是一种鉴别阳明热结或纯阴结的方法，服用小剂量的小承气汤后出现消化道蠕动增强，说明是阳盛热结，可攻；如果服用后没有反应，则说明属于机体脏器衰微、蠕动慢、水分吸收后形成的干便，贸然攻之必然病情加重。

《伤寒论》中对于祛邪和扶正的辨证关系认识非常精准，医学的终极目标就是扶正，任何的处置方法都要服从扶正的要求。承气汤为驱邪剂，正邪交争驱邪则解放正气，机体功能恢复。如果本身是功能低下纯虚病证，只驱邪不扶正是不会出现功能恢复的。临床治疗体弱、大便不通患者，用小剂量打食药有通便作用，而正常剂量或大剂量反而没有反应就是这个道理。

出现"欲饮水，与水则哕"，提示局部病邪存在，阴亏不明显可用小承气汤驱邪治疗。

210. 夫实则谵语，虚则郑声。郑声者，重语也；直视，谵语，喘满者死，下利者亦死。

阳盛阴虚或阴阳两虚都容易诱发谵妄、神志不清、目光呆滞，谵妄等神经系统症状，都属于临床重症，提示内环境紊乱、病原猖獗。在此基础上管腔系统功能丧失出现喘满或下利提示机体正气崩溃，属濒危表现。

阳盛阴亏和阴阳两虚均会导致机体功能不足，是《伤寒论》人体由实到虚的两条主线。前者早期阴液亏竭限制了人体机能，但正气未败，可以用攻下的方法扭转病机；而阳虚的情况就是直接进入虚弱状态，不可轻易攻伐。

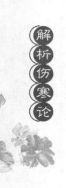

211. 发汗多，若重发汗者，亡其阳，谵语，脉短者死；脉自和者不死。

发汗大量消耗人体阴阳物质，阳虚体质误汗常导致亡阳谵语，脉象与之相应说明机体进入失代偿阶段，病情危重，脉象自和者说明正气尚充足，有治愈希望。

212. 伤寒若吐、若下后不解，不大便五六日，上至十余日，日晡所发潮热，不恶寒，独语如见鬼状；若剧者，发则不识人，循衣摸床，惕而不安（一云顺衣妄撮怵惕不安），微喘直视，脉弦者生，涩者死。微者，但发热谵语者，大承气汤主之。若一服利，止后服。

伤寒吐下治疗未奏效，病情转为阳明病，阳明热盛导致发热、谵语者反应阳气尚盛、阴液已伤。如果出现不识人、微喘直视则更是危重，弦脉反映血管张力较好，仍有正气，有治疗希望；涩脉提示阴阳两虚，基础问题突出，病情危重，很难挽救。只是发热、谵语的情况直接用大承气汤驱邪补阴就可以了。

此条文描述的是大承气汤证的形成和转归过程，阳盛阴亏不仅引起管腔内容物干燥，同时还导致血液浓缩，更容易出现电解质紊乱的症状。所以大承气汤是全身阴液不足，而不仅仅是消化道，治疗也不仅仅是通燥屎。

正气不支、排泄差、高渗脱水、病原浓度大增均会出现谵语等神经系统表现。大黄不仅刺激黏膜蠕动，还能缓解亢盛阳气，辅助阴液恢复，并且对血液血管的作用也很强大。

人体功能越强，越不容易出现机能不足，持续抵抗时间越长，越不依靠医疗介入。身体非常健康、没有任何基础问题的人体不容易出现大承气汤证，所以临床大承气汤更常见的是有基础问题但体质尚好的病例，如身体强壮伴有脾约者。如果有血管硬化、血黏度偏高等问题则会使得阴液亏竭表现得更严重，治疗选为桃核承气汤，治疗重点向循环瘀滞倾斜。机能状态更差的病例合并阴液不足，也会出现更多更严重的临床症状，抵当汤含有更多缓解血管硬化、血黏的药物，自然就成为首选。

大承气、白虎汤阳盛阴亏属于不稳定状态，处理得当，阴阳和合，人体迅速驱邪外出，病愈。处理不及时，迅速发展至阴亏，导致阳气衰竭，脉涩大危。所以判断要准确，处理要及时，病机就是战机，稍纵即逝。

213. 阳明病，其人多汗，以津液外出，胃中燥，大便必硬，硬则谵语，小承气汤主之。若一服谵语止者，更莫复服。

此条属于少阳阳明病，与正阳阳明阳盛伤阴致大便硬有明显差异，水液亏竭主要是不合理治疗导致体液浪费的结果。阳盛不如上一条突出，同样肠道蠕动不佳，病原体入血引起谵语，可用小承气汤治疗，谵语现象消失，停止服药以防损伤正气。体质弱于大承气汤证，治疗选小承气汤，以免药重伤正。

消化不良可以引起多种神经系统症状，可能是因为自主神经中枢与下丘脑存在密切联系。消化道病理状态存在可出现明显夜眠不安、咬牙等表现，病程长还可以引起情绪、心理方面的改变，我们在临床上应用这个原理治疗一些常见的精神疾患，常有意外疗效。

214. 阳明病，谵语，发潮热，脉滑而疾者，小承气汤主之。因与承气汤一升，腹中转气者，更服一升；若不转气者，勿更与之。明日不大便，脉反微涩者，里虚也，为难治，不可更与承气汤也。

阳明病出现谵语、潮热、脉象滑而急，未必就是阴亏阳不盛的小承气汤证。必须排除类似少阴病纯阴结的情况，所以要用小承气汤试验性治疗，以防判断错误出现误治。服用小剂量小承气汤，消化道有反应则支持正盛，可以继续应用小承气汤，否则停药观察。如果出现

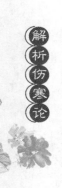

不大便、脉微而涩表示机体内虚明显，正虚邪实，为难治。

根据条文分析，小承气汤证正盛不如大承气汤证，阴亏亦不及大承气汤证。

脉象必须与病证和参，此条更是运用了实验性治疗，可见张仲景不迷信脉法，认识到脉法是重要参考，但也有其局限性。这个认识是科学、客观、唯物的，传统医学里《伤寒论》能辩证认识脉法。脉学理论和实践无法相符，结果就是要么放弃脉法，要么神话脉法。《温病条辨》很少谈脉法，是放弃脉法的典型代表，脉诊只是一种可有可无的点缀。

215. 阳明病，谵语，有潮热，反不能食者，胃中必有燥屎五六枚也；若能食者，但硬耳。宜大承气汤下之。

人体功能亢盛反不能食，属于严重阴亏影响消化道蠕动导致，适合用大承气汤治疗。

如果能进食，则可能阴亏尚浅，可用小承气汤。第190条中风能食就是指这种情况。

《伤寒论》言简意赅，一定要仔细分析虚实，条文说明有这样的可能性，但一定结合脉象、查体，切不可根据症状就给予治疗，仅靠食欲和大便性状不能判断虚实阴阳。

216. 阳明病，下血，谵语者，此为热入血室。但头汗出者，刺期门，随其实而泻之，濈然汗出则愈。

"邪之所凑，其气必虚"，任何不利因素都会导致抵抗力下降。此病例为血循环障碍、电解质紊乱、血管壁损伤严重导致病原大量入血。病原毒力大、治疗失误、循环系统有基础问题都可以发展到此种病机。妇女经期容易血脉空虚，病原体更易聚集，也是临床比较常见的一种热入血室。

热入血室属于严重病情，临床还要严密分析，制订完善合理的治疗方案，刺期门也是一种常用手段，常可以改善血液循环有利于病情缓解。

同样的出血性疾病，此条是指阳盛阴亏导致血管损伤，抑阳补阴可以恢复局部循环、修复破损；麻黄汤治鼻衄则是针对外寒血郁；黄土汤证则是人体功能虚弱及凝血止血机能不足，所以补法既提高机体功能也能止血。

《伤寒论》透过表象揭露疾病的本质，总能把握住病机的问题，保证了传统医学的疗效，是中医"同病异治，异病同治"的体现。我们用中药治疗鼻衄、妇科功血或痔疮等出血性疾病，辨证施治，常可使患者免于手术之苦，或者配合手术也可以起到防止复发的作用。

217. 汗（汗一作卧）出谵语者，以有燥屎在胃中，此为风也。须下者，过经乃可下之；下之若早，语言必乱，以表虚里实故也。下之则愈，宜大承气汤。

太阳病阳明体质的人随着汗出，循环系统病原逐渐清除，肠道水液不足出现便干，太阳病逐渐转为阳明证，此条强调的是外证明显缓解，同时阴亏严重，出现烦躁。

"此为风也。须下者，过经乃可下之，下之若早"是混入的，可以用来解释第 206 条随病情发展表证可能消失。此条虽然同样既有表证又有肠道瘀滞，但较第 206 条有严重的阴亏大便燥结，不应该用等待太阳证消失的方法处理，以防进一步阴亏造成危象。此条的病情是全身阴液亏竭，内环境残留少量病原，可以直接攻下，安全起见也可以先用白虎汤补阴，阴亏缓解后再酌情汗下，参考第 220 条。

下得早容易使病原扩散，下得晚又可能导致阴液枯竭的危象，时机的选择很重要，强调治疗时机的选择就是《伤寒论》中最重要的工作。

谵语、汗出、病原体猖獗的主要原因是肠道液亏、蠕动不良引起的，管腔内的病原不能排出必然大量入血。不解决此问题想清除外证

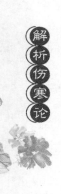

是很困难的，我们一般在清除内环境病原的同时给予通便药物排出肠道大便和病原，效果很好。

所以学习《伤寒论》未必完全照搬条文，不唯书、不唯上、要唯实，结合实践才可能正确理解《伤寒论》用意，灵活应用才能取得更好的疗效。

218. 伤寒四五日，脉沉而喘满。沉为在里，而反发其汗，津液越出，大便为难；表虚里实，久则谵语。

阳盛阴亏出现脉沉里证，千万不能发汗治疗。阴液匮竭，本应清热、补阴、润燥，误用汗法加重津液亏损，消化道分泌不足，大便干而难以排出，内环境严重紊乱，导致大量病原体入血刺激脑组织，必然出现谵语。

"表虚里实"是指因阴液不足导致功能不良的表象，却是阳盛的实质，与白虎汤热厥类似，都是热盛伤阴类型少阴病的重要部分。

因为缺乏对机体状态的准确认识，滥用解热镇痛药常会造成这样严重的后果。精确分析患者阴阳虚实是《伤寒论》个体化诊疗的优点，现代医学对人体功能差异缺乏认识，无法实现如此精确的处置。

临床上我们常根据此原理处置高热惊厥。我们认为感染后出现大脑异常放电，与黏膜抗黏附能力差和内环境紊乱导致大量病原入侵攻击脑组织有关。用"打食疗法"调整管腔状态，合理应用解热镇痛药保护内环境，常能达到阻断病原入侵、攻击脑部，避免脑部病变恶化的作用。

219. 三阳合病，腹满，身重，难以转侧，口不仁，面垢（又作枯，一云向经），谵语，遗尿。发汗，则谵语；下之，则额上生汗，手足逆冷；若自汗出者，白虎汤主之。

知母（六两） 石膏（一斤，碎） 甘草（二两，炙） 粳米（六合）

上四味，以水一斗，煮米熟，汤成去滓。温服一升，日三服。

此条描述既有内环境大量病原存在，又有严重的消化道热结症状，还有阴亏太过导致正气不足征象，兼具太阳、阳明、少阳的特征。发汗会加重阴亏，下法可能造成病原扩散，安全的做法是用白虎汤补充内环境和管腔阴液以恢复正气，随后根据治疗反应依法处理。

石膏和芒硝都能帮助人体摄入水分，石膏偏于补充内环境阴液，如白虎汤；芒硝偏于补充消化道阴液，如大承气汤。

220. 二阳并病，太阳证罢，但发潮热，手足絷絷汗出，大便难而谵语者，下之则愈，宜大承气汤。

阳明体质太阳病，循环系统病原迅速清除表证消失，阴液亏竭明显制约机体功能成为主要问题，急用大承气汤补阴，清除管腔瘀滞。病原残留、阴液已伤，人体矛盾重点已从外证内环境病原活跃转变为内环境病原基本清除、正盛阴亏正气受制的局面，应用承气汤指征非常准确。

大承气汤的病机是全身功能状态亢进的热证，全身体液不足，尤以管腔系统内容物干燥问题突出。大黄促进管腔蠕动，缓解浓缩瘀滞的血液，芒硝帮助向肠道提供水分，厚朴、枳实共同促进蠕动排除黏膜上黏附的代谢物和病原体。

大黄是苦寒药的代表，有很强的打压正气的作用，很多情况都要通过配伍来克制这一作用，这是《伤寒论》用苦寒药的原则。为什么大承气汤就不用护正？这是由大承气汤的病机决定的。大承气汤机体功能亢进，所以应用大黄不至于造成机体功能衰退，另外适当的克制亢盛功能反而有利于阴液恢复，保证整体功能不至衰竭。所以阳明实热证"用苦寒而不护正"成为鲜明的特点，而少阳病机体稍弱就要采用"草枣姜"护正同样是基于对机体功能的准确把握。

这些组方原则的变化构成《伤寒论》的主线，读《伤寒论》一定要认真体会，才可能把握《伤寒论》主体结构，而不至于被其他理论

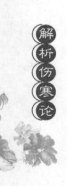

困扰。

221. 阳明病，脉浮而紧，咽燥，口苦，腹满而喘，发热汗出，不恶寒反恶热，身重，若发汗则躁，心愦愦反谵语；若加烧针，必怵惕烦躁不得眠；若下之，则胃中空虚，客气动膈，心中懊憹。舌上苔者，栀子豉汤主之。

肥栀子（十四枚，擘）　香豉（四合，绵裹）

上二味，以水四升，煮栀子取二升半，去滓；内豉，更煮取一升半，去滓，分二服。温进一服，得快吐者，止后服。

大青龙汤证，人体阳盛阴亏外有寒邪。用麻黄汤发汗容易加重阴亏，出现谵语；温针更加重阳盛阴亏矛盾而诱发烦躁；下法则容易导致体表、内环境聚集的病原扩散，均属于误治。

误下后如果形成表证消失、胃肠道损伤的局面，导致心中懊恼、舌上苔厚，可用栀子豉汤清郁发散，促进胃肠功能状态恢复。

文中脉浮而紧却汗出的症状，是表证将解未解向外证发展的过程。

222. 若渴欲饮水，口干舌燥者，白虎加人参汤主之。

知母（六两）　石膏（一斤，碎）　甘草（二两，炙）　粳米（六合）　人参（三两）

上五味，以水一斗，煮米熟，汤成去滓，温服一升，日三服。

渴欲饮水、口干舌燥、饮水不能缓解，说明病机已不仅是阴亏，并且管腔黏膜吸收功能明显不足，所以要用白虎加人参汤补阴生津；如果脉浮滑，提示阴液不足逐渐限制了自身功能，表现四肢发凉等热厥表现，白虎汤清热补阴即可。

白虎加人参汤证，属于体质尚好，黏膜有慢性病理改变，较白虎汤证有更明显的脾约因素，感染后形成阴亏阳不盛的局面；单纯白虎汤则属于体质较好的情况，水液吸收不良的问题不突出，一般是由病程长、治疗不到位造成。病机不同，处置也不同，《伤寒论》脉法精微，紧密契合症状，对病情动态变化把握得严丝合缝，认识准确，疗效显著。

白虎加人参汤、大承气汤都属于实证，对于这些实证，张仲景也是着眼于机体的不足加以处理，对人体功能的认识符合《内经》"邪气盛则实，精气虚则夺"的观念。临床工作要多关注机体的不足，多考虑病邪的凶险，切忌以为实证就可以肆意攻邪。

223. 若脉浮、发热、渴欲饮水、小便不利者，猪苓汤主之。

猪苓（去皮） 茯苓 泽泻 阿胶 滑石（各一两，碎）

上五味，以水四升，先煮四味，取二升，去滓；内阿胶烊消。温服七合，日三服。

此条文症状描述像五苓散证，治疗也可以用猪苓汤。实际猪苓汤更倾向于阴亏烦躁，渴的表现也更加突出，参考第 319 条。此条是为与第 224 条阳明实证进行鉴别做准备的。

猪苓汤证短短十几个字，既有全身症状，又有消化道和泌尿系统症状，结合脉法可以准确辨识出全身病机。同样是渴欲饮水，却显示脉浮、小便不利，反映消化道局部水运瘀滞导致全身津液不足，治疗是在兴阳利水的基础上补阴。脉诊在此鉴别诊断中的作用举足轻重！

224. 阳明病，汗出多而渴者，不可与猪苓汤。以汗多胃中燥，猪苓汤复利其小便故也。

此条涉及阳明承气汤证和猪苓汤的病机鉴别。

前者是阳盛阴液不足，病理状态是热证，血液渗透压增大出现渴感；后者是阳气不盛、全身有效液量不足、水运瘀滞引起的渴感。

相似的口渴症状，病机相差甚远。

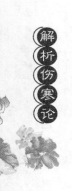

225. 脉浮而迟，表热里寒，下利清谷者，四逆汤主之。

甘草（二两，炙）　干姜（一两半）　附子（一枚，生用，去皮，破八片）

上三味，以水三升，煮取一升二合，去滓，分温二服。强人可大附子一枚，干姜三两。

脉迟、下利清谷反映正气不足、循环僵化、组织顺应性下降的全身性病机改变。"里久寒"体质合并感染，即使表面有防御系统活跃的热象，也属于虚热证，无法承受攻邪治疗的副作用，所以治疗以纯补为主，待正气恢复再酌情攻邪。

此条属于少阴、厥阴虚证，本不应放在阳明病篇里，但这样放置的好处是提醒我们相似的病情可能病机相差甚远，诊断需要根据临床资料结合脉诊断定，不能想当然。

相同的流行病时期，同样的病原侵入，现代医学诊断为同一疾病，治疗相同；而《伤寒论》则病机、治则迥异，临床经验越多越能意识到两种医学体系境界的天壤之别。

226. 若胃中虚冷，不能食者，饮水则哕。

消化道虚寒，即上条描述的里寒，吸收、蠕动功能不良为消化道功能衰败的主要表现。胃肠蠕动乏力，食欲不振，也容易出现呕吐。

消化道黏膜蠕动不佳，也可分为急性和慢性病理两类。急性类型分寒性伴血管痉挛和热性不伴血管痉挛两种。各种急性病理改变长期存在都会形成慢性病理改变，慢性病理改变又可以合并急性改变。

227. 脉浮，发热，口干，鼻燥，能食者则衄。

暴饮、暴食，尤其辛辣、肉食过多造成的全身黏膜功能不良、血管变性容易表现口干、鼻燥、鼻衄等问题。早期正气未受损伤多表现食欲旺盛，感染后正气盛、血管顺应性差容易出血。

这是与脾约类似的黏膜病理改变，管腔黏膜功能降低导致水液吸收和排泌障碍，是导致白虎汤证口干咽燥、抵当汤证小便利的基础问题，也是形成承气汤便干的重要因素。

不良因素，如抽烟、酗酒、暴饮暴食、过食生冷等反复作用于人体，超过人体防御系统修复能力，逐渐形成全身组织弹性下降、血管柔韧性丧失、血液循环缓慢等病理改变。这样的身体状态不仅外感时容易出现很多合并症问题，平时也会有全身功能不佳的表现，如慢性鼻炎、慢性咽炎、胃炎、糖尿病、心血管等疾病。我们在宣教基础上采取针对性治疗，上述问题常获良效。

食物不仅有营养的作用，还有很重要的维护消化系统乃至全身功能的作用。规律、清淡、粗糙饮食能帮助清除胃肠瘀积，而生冷、油腻则打击胃肠功能，长期不节饮食导致出现上述类似的严重病理改变，一旦形成慢性改变则很难逆转。

228. 阳明病，下之，其外有热，手足温，不结胸，心中懊恼，饥不能食，但头汗出者，栀子豉汤主之。

阳明病外证未解，下法不当，未能彻底清除病原并且造成消化道损伤，用栀子豉汤处理。与第217条和第178条同为外未解而误下后的变证。正气损伤，病原残留，人体防御功能活跃，表现为头汗出而不是全身汗出。

问题集中于消化道，用栀子豉汤缓攻，配合正气修复组织，消化道恢复正常，残留病原也会很快清除。

229. 阳明病，发潮热，大便溏，小便自可，胸胁满不去者，小柴胡汤主之。

柴胡（半斤） 黄芩（三两） 人参（三两） 半夏（半升，洗）甘草（三两，炙） 生姜（三两，切） 大枣（十二枚，擘）

上七味，以水一斗二升，煮取六升，去滓，再煎取三升。温服一升，日三服。

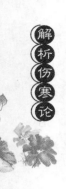

小柴胡汤主要用于肝胆部位少阳病状态，与此条文描述的病例表现相符。

此处潮热为阳气冲击病邪的表现，大便溏、小便自可反映阴气不亏，所以此条虽归为阳明病，却是与少阳病很接近的一种状态。

小柴胡汤用于正气不虚、阴液不亏之热证，因为柴胡对肝胆部位作用敏感，所以多用于上述情况于肝胆部位突出的情况。

230. 阳明病，胁下硬满，不大便而呕，舌上白苔者，可与小柴胡汤。上焦得通，津液得下，胃气因和，身濈然汗出而解。

与上一条相同，均为接近少阳病状态的阳明病，此条以黏膜郁滞、大便难以排出为特征，注意此条病情较之大承气汤证正盛阴亏的矛盾不够突出。

小柴胡汤为少阳病组方，偏于护正，而此两条论述的肝胆门脉部位问题更接近阳明状态，我们认为此处用大柴胡汤可能更合适。

231. 阳明中风，脉弦浮大，而短气，腹都满，胁下及心痛，久按之气不通，鼻干，不得汗，嗜卧，一身及面目悉黄，小便难，有潮热，时时哕，耳前后肿，刺之小瘥，外不解。病过十日，脉续浮者，与小柴胡汤。

与上两条相似，既有小柴胡汤的指征，又兼具阳明证的特点，故仍用小柴胡汤清热、驱邪、护正。结合前一条，小柴胡汤可以运用于如此多的症状，那么这些复杂的临床表现都有什么规律？这些病证都符合机体正气不虚、阴液不亏、热证这三个条件。这三个条件构成完整的小柴胡汤病机，全身各种病证只要符合此病机就可以用小柴胡汤。

《伤寒论》的诊治核心是透过表象直接把握病机，而在这些病机的基础上不论出现任何的病证，只要病机问题解决，充沛的正气会把这些问题全部清除，这正是《伤寒论》的伟大之处。

对于腮腺炎、麻疹、猩红热、水痘等疾病，不要迷茫于表象，只要把握好患者的体质虚实和病理状态两个关键因素，都可以依照《伤寒论》治疗，这与现代医学做病原鉴定后进行抗病原治疗的方法截然不同。比如猩红热，不要因为全身充血、大量皮疹、血象高就按照温病治疗，病机的寒热虚实必须明确。实际上现代临床这些类似疾病很多属于寒证或虚证，嗜食生冷或受凉是最常见诱因，体质弱伴有明显血管挛缩，贸用苦寒药常造成严重后果。

近现代中医理论混乱，尤其是温病思维盛行，丢掉了病机这一传统医学的根本，混淆了中医治内因和现代医学治外因的差别，观念上向抗感染靠拢，导致寒凉药物滥用，严重伤害了传统医学的形象。

232. 脉但浮，无余证者，与麻黄汤。若不尿，腹满加哕者，不治。

麻黄（三两，去节） 桂枝（二两，去皮） 甘草（一两，炙）杏仁（七十个，去皮尖）

上四味，以水九升，煮麻黄减二升，去白沫；内诸药，煮取二升半，去滓。温服八合，覆取微似汗。

发热恶寒，可用麻黄汤发表驱病原；如果同时又有不尿、腹满而哕等重要脏器功能衰竭的表现，为外感内虚，病情复杂，治疗困难，切不可用麻黄汤发汗。

同样是外感，不一样的个体预后相差悬殊。用《伤寒论》的方法，可以很简单地说明为什么有些人的感冒斥巨额花费也治不好，而有些人根本不感冒，或感冒了随意吃点儿药就好的原因。

临床经验告诉我们体质是决定预后的主要因素，《伤寒论》专门讲体质差异问题，现代医学则对此视而不见，这是现代医学的严重缺陷。

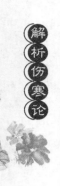

233. 阳明病，自汗出。若发汗，小便自利者，此为津液内竭，虽硬不可攻之；当须自欲大便，宜蜜煎导而通之。若土瓜根及大猪胆汁，皆可为导。

食蜜（七合）

上一味，于铜器内微火煎，当须凝如饴状，搅之勿令焦着，欲可丸，并手捻作挺，令头锐，大如指，长二寸许。当热时急作，冷则硬。以内谷道中，以手急抱，欲大便时乃去之。疑非仲景意，已试甚良。又大猪胆一枚，泻汁，和少许醋，以灌谷道内，如一食顷，当大便出宿食恶物，甚效。

此条是类似于脾约阳明体质的情况，属于正气偏虚的个体。过度发汗、血容量不足应该出现尿量减少，属于正常人体保护性反应，但临床却没有尿量相应减少的表现，这是因为身体代偿功能不良，属典型虚证。这种情况下即使出现大便硬，也与承气汤之阳盛阴亏明显不同，不可再用下法攻击虚弱的正气。

治疗可以用蜜煎导法处理，此方与现代开塞露的机理相同，单纯疏通秘结的大便、减轻肠道负荷，而不会对虚弱身体造成损伤。这种情况为胃肠蠕动能力低下，如果再用承气汤攻击正气，不仅腹胀不除，可能还会出现全身崩溃危象。

所以一定要认真分析病机及全身和局部的状态，防止针对单一症状采取治疗。治疗应针对病机而不是针对症状，这是《伤寒论》的重要原则。

234. 阳明病，脉迟，汗出多，微恶寒者，表未解也，可发汗，宜桂枝汤。

桂枝（三两，去皮） 芍药（三两） 生姜（三两） 甘草（二两） 大枣（十二枚，擘）

上五味，以水七升，煮取三升，去滓，温服一升。须臾，啜热稀粥一升，以助药力取汗。

阳明病脉迟反映正气不盛、有慢性病理改变存在，出现恶寒、汗多的表现，说明在正虚的基础上循环系统有病原侵入，所以用桂枝汤来助阳驱邪。

迟涩脉象提示血管壁状态异常，属于慢性病理改变。这种情况多会伴有管腔系统病原聚集，临床常同时应用消导药清除黏膜拦截的病原，配合桂枝汤清除所有入侵病原。

235. 阳明病，脉浮、无汗而喘者，发汗则愈，宜麻黄汤。

此条属于太阳阳明合病，既有表证，又有呼吸道受累表现。用麻黄汤作用于体表和呼吸道黏膜散寒改善循环，辅助机体驱除病原。

与大青龙汤病机相似，既可以归在太阳病篇，也可以归入阳明篇。

236. 阳明病，发热，汗出，此为热越，不能发黄也。但头汗出，身无汗，剂颈而还，小便不利，渴引水浆者，此为瘀热在里，身必发黄，茵陈蒿汤主之。

茵陈蒿（六两）　栀子（十四枚，擘）　大黄（二两，去皮）

上三味，以水一斗二升，先煮茵陈，减六升；内二味，煮取三升，去滓，分温三服。小便当利，尿如皂角汁状，色正赤，一宿腹减，黄从小便去也。

此条文前部分描述正盛驱邪所以不容易生出变证，后部分则是正气不盛、水运瘀滞、抗邪不利，容易因肝胆受累表现发黄，可以用茵陈蒿汤治疗。前后一实一虚对比更有利于理解病机上的差异。

茵陈蒿汤适用于正虚不突出、水运瘀滞的黄疸，正气大虚的黄疸类型则因其耗伤正气不宜应用。《伤寒论》任何方剂都要针对病机，单纯针对症状的做法不可取，简单地把茵陈蒿汤理解为治黄疸用方是肤浅的。

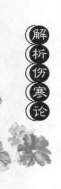

237. 阳明证，其人喜忘者，必有蓄血。所以然者，本有久瘀血，故令喜忘；屎虽硬，大便反易，其色必黑，宜抵当汤下之。

水蛭（熬）　蛀虫（去翅足，熬，各三十个）　大黄（三两，酒洗）　桃仁（二十个，去皮尖及两仁者）

上四味，以水五升，煮取三升，去滓，温服一升；不下更服。

全身血液瘀滞，组织供血不足，最常见的表现就是记忆力衰退。血液瘀滞、组织循环不佳、血管组织脆弱，易于受损出血。治疗重点在于祛除血瘀、修复血管，而不是单纯止血，是治本之法。通过"喜忘"了解到全身循环瘀滞，消化道出血是因组织血供不良导致结构脆弱引致。临床体会动物药尤其是虫类中药多能起到疏通血循环、改善血管壁状态的功能，针对性治疗效果立竿见影。

"蓄血"是《伤寒论》病理状态的一种，主要见于慢性病，是多种现代医学所谓疾病的发病基础，如脏器卒中、脉管炎、营养不良等。我们可用脉诊、舌诊的方法结合临床得出准确的诊断。

《伤寒论》认识到全身功能状态的统一性和局部的差异性，并熟练应用于临床工作中。我们学习《伤寒论》的治疗理念，在出现心梗、脑梗之前就可以发现全身血瘀的问题，有利于预测风险、早期干预，常可避免发病；即使发病，全身论治、针对性治疗疗效也很满意。

《伤寒论》总是能透过复杂的表象揭示事物内在的原因，对于消化道出血，能用简单的方法把血瘀出血从其他出血原因中鉴别出来。《金匮要略》还有各种出血病情分析及治疗，为我们治疗出血、血郁性疾病提供了重要方法。

238. 阳明病，下之，心中懊恼而烦，胃中有燥屎者，可攻。腹微满，初头硬，后必溏，不可攻之。若有燥屎者，宜大承气汤。

注意鉴别不同功能状态下的大便干燥。只有热盛阴亏之燥屎可用大承气汤，体虚肠道蠕动、吸收功能不良出现的大便头部干硬、随后大便不成形的情况不可以用攻下治疗。这种情况临床非常多见，一定要注意鉴别。一般来讲，两种体质强弱差异很大，脉诊很容易鉴别。

239. 病人不大便五六日，绕脐痛、烦躁、发作有时者，此有燥屎，故使不大便也。

全身热盛阴亏，阴液不足严重影响消化道功能的施行，大量病原体进入内环境出现烦躁，肠道蠕动不畅出现脐周疼痛。水液是保证管腔分泌、蠕动、排泄的重要条件，腺体分泌的冲刷作用、管腔内容物的流动性都要依靠水的数量，水液缺乏必然导致排邪不利，大量病原体进入内环境，危及全身。

所以大承气汤证一定要注意便干只是一种常见症状，而全身功能亢进、水液亏竭，消化道黏膜功能亢进但受制于阴液不足、蠕动停滞才是大承气汤的全面病机。

这种兼顾全身、突出局部的类似而又高于现代病理认识水平的理论是《伤寒论》辨证的精髓，所以学习阳明病一定要注意体会，切不能因为古文简洁而把承气汤证和"燥屎"等同起来。

240. 病人烦热，汗出则解；又如疟状，日晡所发热者，属阳明也。脉实者，宜下之；脉浮虚者，宜发汗。下之与大承气汤，发汗宜桂枝汤。

黏膜阻挡大部分病原于体外，少部分侵入内环境。脉实、体壮、黏膜功能强大拦截效率更高，这种情况用承气汤效果更好。脉浮虚则黏膜拦截效率差，内环境病原较多，宜用桂枝汤提高免疫系统功能，此时用承气汤直接攻击黏膜反而容易导致内环境病原扩散。

阳明病黏膜系统病原聚集，且不断经黏膜入血出现外证或者表证。汗后循环系统中的病原被大量清除、外证缓解，但很快黏膜外的

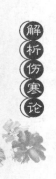

病原又入血导致外证重现。所以在外证消失后要立即清除黏膜系统病理问题。

发汗是通过增强正气、消除局部循环障碍、保证正气与病原充分接触来消除内环境病原。这对管腔黏膜表面的病原没有什么作用，在黏膜功能不良的情况下无法通过蠕动有效祛除黏附的病原，就会形成病原源源不断侵入内环境的局面，所以《伤寒论》中强调发汗、攻下的协同作用，保证干净利索地把黏膜聚集以及进入内环境的病原排出体外。

这种情况临床非常多见，现代医学认识不到黏膜蠕动的重要作用，一味强调抗病原的方法，而不能主动利用管腔排泄来清除黏附的病原，从而形成被动挨打的局面，一旦机体功能不佳，必然病情恶化。而自觉运用《伤寒论》理论，积极调整消化道功能，常能收到事半功倍的效果。

241. 大下后，六七日不大便，烦不解，腹满痛者，此有燥屎也。所以然者，本有宿食故也，宜大承气汤。

下后大承气汤证又出现，只要辨证无误，仍用此方。此前辨证准确，治疗及时，但很快相同的症状重现，阴液不足、阳气不虚、便秘、烦躁，仍是承气汤证，再用承气汤处置。

临床体会：如果侵入的病原毒性强，即使治疗后机体处于较好状态，仍然无法彻底消灭病原，控制病情，容易发生机体缺陷重现、病情反复的问题。

《伤寒论》讲授的是人体病理的每个具体阶段如何处理，通常也未必是一次治疗就能成功的。医者只要不断发现机体存在的问题并及时纠正，保证人体功能高效持续运作，必然见效。

242. 病人小便不利，大便乍难乍易，时有微热，喘冒（一作息）不能卧者，有燥屎也，宜大承气汤。

患者体质较好，黏膜慢性病理改变不明显，水运化不良问题不突出，阴亏时出现明显全身代偿，表现为小便少、大便干燥不突出的症状，可以用大承气汤治疗。此条是小便利、大便硬，不同的状态，反映机体代偿能力的不同对阳明证形成的影响。

人体功能千差万别，六病只是粗略分类，具体治疗还需细分。《伤寒论》中每一种方法针对的病机都包括一个范围，如大承气汤就是体壮、水代谢正常到体质不虚、水代谢功能不佳的范围，临床后者更多见。

健康人体有强大的代偿能力，出现消化道水液不足时，全身体液经过管腔腺体分泌缓解肠道干燥，所以体质正常的人不容易出现承气汤证。此例体质较好，黏膜脾约问题轻微，出现感染也能通过"小便不利"保持"大便乍难乍易"，表现出一定程度对阴液不足的代偿能力。而水代偿能力严重不足的机体，很容易形成干便，但具有此类体质的人体虚问题也很突出，所以只能形成体虚大便干燥证，比如麻仁润肠丸证或蜜煎导证，而不可能形成大承气汤证。

243. 食谷欲呕，属阳明也，吴茱萸汤主之。得汤反剧者，属上焦也。吴茱萸汤。

吴茱萸（一升，洗） 人参（三两） 生姜（六两，切） 大枣（十二枚，擘）

上四味，以水七升，煮取二升，去滓，温服七合。日三服。

阳明中寒证虽划为阳明病，其实病机更接近太阴病，同样是有广泛慢性病理改变存在，差别是阳明中寒正气状态尚好。吴茱萸汤补中散寒用于脾胃虚寒证治疗，临床如果误用于实证就可能导致原有病证加重。

服药呕吐的情况一种是病情本身就有胃肠功能紊乱，中药口感不佳更容易引起呕吐；另一种指药病不合，错误的治疗致病情加重出现的呕吐。前者通过腹部按摩、少量多次服用来缓解，后者主要通过提

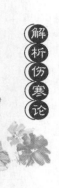

高技术修养来避免，条文中讲的情况应该是指后者。

《内经》中上、中、下焦是划分人体部位脏器用语，是定位概念。清代温病学派用下焦来描述病情深重、正气不足的状态，相当于《伤寒论》少阴、厥阴状态；上、中焦代指病情浅、正气盛，相当于阳明、少阳状态，属于定性概念。但温病派没能剔除三焦的定位内涵，导致温病理论同样存在严重的定位定性混淆的问题。张仲景借《内经》六经名称来命名六病，就能完全去掉其中定位内涵，赋予全新的内容，开创崭新的六病定性理论。吴鞠通则做不到这一点，因为他只是感觉六经传经不对，但并没有把这些问题搞明白，既没有发现《内经》中存在的致命问题，更没有读懂《伤寒论》六病理论体系在这个问题上的伟大突破。所以温病的三焦辨证与六经传经理论没有什么实质区别，思维仍然是被发病时间和发病部位牢牢禁锢的。

所以"得汤反剧者，属上焦也"应该是后人混入的内容。根据临床经验，此上焦概念解释为实证较为合理。张仲景有六病系统这种较三焦更为精确的概念不用，却使用这样定位与定性不分的概念来解释的可能性不大。《伤寒论》全书出现上、中、下焦概念还有几处，第124条"以热在下焦"和第159条"此利在下焦"等与此条情况类似，笔者认为都是后人混入的概念。

244. 太阳病，寸缓，关浮，尺弱，其人发热汗出，复恶寒，不呕，但心下痞者，此以医下之也。如其不下者，病人不恶寒而渴者，此转属阳明也。小便数者，大便必硬，不更衣十日，无所苦也。渴欲饮水，少少与之，但以法救之。渴者，宜五苓散。

猪苓（去皮） 白术 茯苓（各十八铢） 泽泻（一两六铢） 桂枝（半两，去皮）

上五味，为散，白饮和服方寸匕，日三服。

脉象缓浮弱表明正气不足、运化不良合并外感，此种情况可能由平素内虚误下伤正所致。这种体质的人如果没有误治，可能由于抵抗力渐盛转为脾约阳明证，临床表现小便较多，大便干燥难以排出。但是一定要认识到此类病患阳气不盛、代谢不佳的潜质，出现渴欲饮水，要慢慢喂服，以防造成消化道水液瘀滞。因为本身运化不良，出现口渴也多为消化道水郁引致，可以酌情选五苓散治疗。

虽然是在论述阳明病，却处处注意护正，《伤寒论》很好地贯彻了《内经》"邪气盛则实，精气夺则虚"的虚实观念。张仲景对《内经》"一分为二、有破有立"的态度值得我们认真学习。

《伤寒论》对脉的认识基本上是定性，很少涉及脉位，所以伤寒脉法不用于定位，而是讲全身统一，脉证只是判断这一统一的全身功能状态。不像《内经》脉法讲"左手心肝肾，右手肺脾命门"。《伤寒论》中大部分脉象都不分寸尺，比如脉浮缓、脉浮弱、脉微细等，少部分则如此条脉象把寸关尺分得一清二楚，我们认为可能是后人篡改如此，是摆脱不了《内经》脉法定位内容干扰的表现，这样的描述很容易误导大家对脉法的认识。

245. 脉阳微而汗出少者，为自和（一作如）也；汗出多者，为太过；阳脉实，因发其汗，出多者，亦为太过。太过为阳绝于里，亡津液，大便因硬也。

汗出不多并且亢盛的脉象渐趋于平复，是感染消退、病情平稳的征象。

感染状态病原在体表聚集，人体正气冲击体表，通过出汗的形式清除循环死角有利于消灭病原。但体虚病例如桂枝汤证盗汗体质者则控制发汗能力弱，容易表现无节制大量出汗，反而浪费有限资源导致病情恶化。

发汗治疗是通过扩张体表循环、消灭机体正气死角，从而实现对病原的清除作用。所以汗法要求以最小的代价获得最大的疗效，而大量的出汗对机体阴阳都有较大的损耗，导致人体机能消退，常导致出

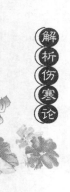

现严重后果。

阳脉实提示阳盛阴亏，发汗导致矛盾加重更容易出现大便变硬、病情恶化的表现。

246. 脉浮而芤，浮为阳，芤为阴；浮芤相搏，胃气生热，其阳则绝。

芤脉为正气虚衰的代偿脉象，急性状态多见于大出血等应激状态；慢性状态为阴阳两亏、血管硬化，与弦细微迟都是常见慢性病脉象。

芤脉浮虚多见于体力劳动者的劳损脉。重体力劳作导致外周循环扩张，年轻体壮时脉象浮而有力。待年老体衰、正气不足、脉象转虚但仍残留外周扩张脉象，出现浮芤或浮涩脉象。

过度透支体力会有很多慢性损伤，这些慢性病理状态的存在刺激机体防御功能活动，导致燥热感明显，这正是李东垣"甘温除热大法"针对的问题。而《内经》所谓"阴虚则内热，阳虚则外寒"的认识是肤浅的，用于指导药物治疗是不适当的。

247. 跌阳脉浮而涩，浮则胃气强，涩则小便数；浮涩相搏，大便则硬，其脾为约，麻子仁丸主之。

麻子仁（二升） 芍药（半斤） 枳实（半斤，炙） 大黄（一斤，去皮） 厚朴（一尺，炙，去皮） 杏仁（一斤，去皮尖，熬，别作脂）

上六味，蜜和丸如梧桐子大。饮服十丸，日三服，渐加，以知为度。

脉浮涩，反映人体正气状态尚好，有慢性病理改变存在。黏膜状态不佳、水液代偿不良，内环境水液向管腔代偿受限，容易出现小便数、便硬为脾约。此条描述常见的机体阴亏阳不盛的现象，介于阳明病和少阴便秘状态之间，为正气不盛不亏的类型，临床常见。同样是便干，此条正气不盛，承气汤减量防止损伤，增加的麻子仁、杏仁既有滋润通便作用，也有修复脉管、改善循环的用意。

脾约也是一个逐渐发展的病理过程。正常机体功能强大，黏膜吸收、排泌功能正常，出现感染时并不容易形成白虎汤或承气汤证；不节饮食初期机体功能正常，病理改变形成，感染时阳气亢盛，而水液吸收能力已显不足，容易形成口干、咽燥白虎汤证。如果排泌功能不足，则可能形成大便燥结承气汤证；随时间推移全身功能逐渐转弱、慢性病理改变加重，胃肠吸收、蠕动、分泌功能均减退，体虚便干是常见症状，并且还会出现严重的全身表现。

条文中关于"胃气强"的分析水平不高，应该是后人的评语混入正文所致，与张仲景全身状态一致的认识相悖。"胃强脾弱""上热下寒"都可能是后世混入的错误观念，是经络割裂的思维方式。

248. 太阳病三日，发汗不解，蒸蒸发热者，属胃也，调胃承气汤主之。

此条发汗不解是病原主要在管腔聚集，并且持续侵入内环境造成，治疗用调胃承气汤促进肠道蠕动、祛邪，直捣病原体老巢。

管腔黏膜病原聚集、不断侵入内环境，导致外证持续，在保证内环境病原较少的前提下清理黏膜并且不伤正气是治疗的关键。

近现代研究《伤寒论》习惯用抗感染来解释条文，其实抗感染是《伤寒论》很枝节的内容，忽视《伤寒论》以人体自身功能为中心的基本原则是中医走上歧途的原因之一。

249. 伤寒吐后，腹胀满者，与调胃承气汤。

为邪盛正不虚之象，用调胃驱邪护正。组方原则类似于少阳病，不仅降低大黄用量，还要辅以甘草缓和大黄的攻击性。

此条为热证，寒证也可出现类似的临床表现，所以用药前必须辨别清楚，如果舌质青紫、脉弦紧切不可用承气汤。

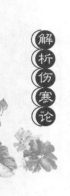

《伤寒论》中对管腔寒证论述比较少，可能与当时缺乏制冷技术、寒凉食物少有关，而现代临床寒性胃肠病远较热病多见。

250. 太阳病，若吐，若下，若发汗，微烦，小便数，大便因硬者，与小承气汤，和之愈。

汗下吐后造成的阳明病不同于正盛阴亏的阳明病，为少阳阳明与正阳阳明的区别。用小承气汤和之，以避免大承气汤攻击性太强损伤正气。

各种承气汤针对的是不同体质状态，与时间顺序没有关联。

251. 得病二三日，脉弱，无太阳柴胡证，烦躁，心下硬；至四五日，虽能食，以小承气汤，少少与，微和之，令小安；至六日，与承气汤一升。若不大便六七日，小便少者，虽不能食（一云不大便），但初头硬，后必溏，未定成硬，攻之必溏；须小便利，屎定硬，乃可攻之，宜大承气汤。

此条文描述的是正气不盛之证，大便难以排出，用小承气汤小剂量促蠕动，大便干硬可以稍加剂量。如果数日不大便，小便量少，为体虚便干"初硬后溏"，不能用承气汤攻下。如果小便利，大便干，就可以应用大承气汤治疗。

脉弱、不大便、小便不利属于"初硬后溏"，第209、第191、第238条都有"初硬后溏"的描述，指体虚吸收、蠕动功能衰退的状态，是典型的虚证。而"脉弱、不大便、小便利"可能体质稍好，有形成承气汤证的可能，但也不可能是大承气汤证。小便量的不同不可能造成"初硬后溏"和大承气汤两种如此反差的结局，所以条文中的大承气汤肯定是小承气汤之误。

管腔阳盛、阴液亏竭时出现水代谢能力略有不足（如第203条小便再行或第242条大便乍难乍易）是阳明燥结的有利条件。只有身体强壮、水液代谢能力相对不足的情况，小便量的多少才对能否形成典型大承气汤有意义。而单纯的大便干、正气不盛的虚证病例无论小便多少都不可能形成大承气汤证，第250条小承气汤证和第233条蜜煎导证都是如此。一个水代偿能力极差的人体质必然很差，这种体质可能形成干便，但怎么可能形成大承气汤证？

252. 伤寒六七日，目中不了了，睛不和，无表里证，大便难，身微热者，此为实也。急下之，宜大承气汤。

阴竭严重致全身功能衰退，阴亏阳郁，阳气处于崩溃边缘，大承气汤补阴以解正危。此法应用重点是正气受郁而未败之际，即吴鞠通讲"脉沉实者，仍可下之"之意。

一定要明确是大承气汤后期，患者基础条件强壮是必要条件，体虚便秘合并感染出现类似表现切不可应用。

253. 阳明病，发热、汗多者，急下之，宜大承气汤。

病原体聚集于黏膜，并不断入血，人体防御功能亢进，体表扩张出汗。因为无法清除病原老巢，人体被动对抗内环境病原的同时大量消耗阴液，随时可能出现功能衰退。必须用大承气汤清除黏膜聚集，以祛热补阴、保存正气。

第217条强调有外证不宜下，是防止正气受挫、病原扩散，与此条形势不同。所以每一条文都要深刻理解张仲景深意，为什么能，为什么不能，抓住本质，不可拘泥。

254. 发汗不解，腹满痛者，急下之，宜大承气汤。

腹胀而痛，主因燥屎壅塞者，应当下法治疗清除肠道，恢复正常蠕动，自然症状消失。

注意排除阳微结和纯阴结或其他外邪阻滞的情况。一般来讲，临床腹痛明显又属于大承气汤的情况并不多见，实际应用应慎之又慎。

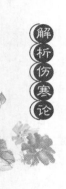

255. 腹满不减，减不足言，当下之，宜大承气汤。

阳气亢盛阴液亏竭，大便燥结，肠道蠕动停滞，用大承气汤，但要注意必备大承气汤之指征。一定要全面把握承气汤病机，不能见腹满即用大承气汤。

虚证腹胀多为间歇性，承气汤正盛腹胀多表现为持续性，是鉴别虚实的一个参考。

256. 阳明少阳合病，必下利。其脉不负者，为顺也；负者，失也。互相克贼，名为负也。脉滑而数者，有宿食也，当下之，宜大承气汤。

这种合病是一种既有阳明病和少阳病二者特征又不同于二者的病理状态。脉滑、下利是体质正常、代谢产物瘀积于黏膜，导致吸收不良，出现下利。虽然是下利，病机却与承气汤相似，所以用承气汤清除瘀滞，恢复黏膜吸收功能，病情自然缓解。

大承气汤的治疗方向有两点，一是补充阴液。二是清除瘀滞促进黏膜蠕动。阳明少阳合病治疗应用的是大承气汤的第二个作用。

此条文描述消化道黏膜被代谢产物黏附影响吸收导致的病症。发病时正气增强，与黏附于黏膜的食物残余和混杂其中的病原抗衡，两方面的势力相互作用表现于循环系统，形成滑脉，是临床常见的问题。零食、肉类食物更容易引起此类问题，形成的症状变化多端。慢性病程黏附物呈环层状，严重妨碍营养吸收和机体排泄，引发严重病机反应。代谢紊乱、排泄不良、营养过剩、毒素堆积远比营养不良对人体造成的伤害严重。

其中前部分条文描述正常体质的人出现此类问题，相当于急性期。后部分则是发病于体虚者的情况，可以理解为前一种状态长期存在导致正气渐渐衰退的结果。后一种情况临床更多见，既要祛邪又要护正，治疗复杂，常用枳术汤、保和丸等加减治疗。

这里有个概念，脉象负与不负的问题。应该是指上部脉与下部脉的关系，上部脉指寸部和关部，下部脉指尺部。出现病情，人体功能增强，寸关同时增强，为不负，代表人体潜能充足，正盛邪实，愈后较好；如果下部脉明显弱于上部脉或者不易触及为负，反映机体储备耗尽，为了支撑应急状态，已经影响人体基础功能水平，代表邪盛正虚，治疗有困难。

此条正盛邪实为不负，用承气汤处理。实际上临床常见的是负的情况，就是既有病理性瘀滞，又正气虚弱，同样的局部问题全身功能不是亢进而是衰退，治疗原则就要以扶正为主，酌情祛邪。

条文中"其脉不负者，为顺也；负者，失也。互相克贼，名为负也"应该是后世评语混入的，具有强烈的《内经》五行特征，与《伤寒论》风格迥异。

病机决定治疗，阳明少阳合病是代谢产物与病原黏附于黏膜，导致吸收功能障碍，所以虽然泻下病却用攻下治疗。脉象滑数表明全身血管受到外界刺激，功能增强，结合症状描述可以明确食滞是全身改变的主要症结，适于承气汤处理。

食滞是很常见临床问题，处理时必须坚持整体观念，仔细分析具体的寒热虚实情况，病机不清、盲目治疗，疗效很难保证。民间"打食疗法"就是如此，虚实不辨一味攻邪，以"大便排出"为疗效指证，简单粗暴，错误百出。

我们临床不仅考虑食滞造成的病理改变，同时结合正气状态和循环障碍情况综合诊疗，避免治疗上的混乱，常能取得满意的疗效。

257. 病人无表里证，发热七八日，虽脉浮数者，可下之。假令已下，脉数不解，合热则消谷善饥，至六七日不大便者，有瘀血，宜抵当汤。

无表里证，就是体表和管腔系统没有留邪的死角。虽然此例表里证不明显，仍不排除病原在管腔聚集，可以下法试验性治疗。下后症状未缓解，阻碍正气消灭病原的原因就不是承气汤证，而是机体状态

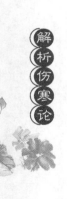

较差，病原主要聚集在内环境。所以要用攻击力度较小、作用偏重于内环境尤其是循环系统的抵当汤治疗。此条是鉴别大承气汤和抵当汤的又一种方法，临床可结合应用，但主要还是依靠脉诊。

一般来讲身体壮、病程短，多属承气汤；病程越长、体质越差抵当汤的成分越大，后世用"气分"和"血分"来形容两种状态，可以参考。我们分析前者属短暂性改变，如组织肿胀、血容量不足。后者是慢性难逆转改变，如血液黏稠、血管变性，病原体更容易在循环系统达到较高浓度，形成抵当汤证。承气汤证、桃核承气汤证、麻仁丸证、抵当证是阳气渐衰、阴亏渐重导致血管硬化、血液瘀滞的动态发展过程。

血液性状改变和血管壁柔韧性、通透性的降低都会导致血液循环和排毒能力下降。虫类药物能降低血黏度，改善血管壁状态，对血液血管性疾病有很强的疗效。

258. 若脉数不解，而下不止，必协热便脓血也。

下后脉数不解，说明医者对患者病机判断不明，攻击部位错误病必不除，反而误伤正常部位，出现腹泻不止甚至脓血便。

联系上一条，此条描述的是抵当汤证误判为大承气汤导致的后果。抵当汤证正气状态远不如大承气汤，黏膜对病原拦截效率也低于大承气汤，病原分布主要是在循环系统而不是管腔系统。

误用大承气汤，所以循环系统问题没有清除，管腔系统又出现损伤，出现这样的问题的根源就是对病机的错误判断。

259. 伤寒发汗已，身目为黄，所以然者，以寒湿（一作温）在里不解故也。以为不可下也，于寒湿中求之。

本身就有类似茵陈蒿汤证的潜在病机，误治发汗后正气受损，原有的正虚加重，出现全身发黄。不能再用下法伤害正气，应该以虚寒湿滞之法治疗，临床采用扶正利湿去黄的方法效果较好。

此条发汗治疗没有考虑到正虚的潜在问题，属于误治，以后的治疗是对错误的补救。

"寒湿中求之"是运气理论的提法，应该属于混入的错误内容，运气理论过于强调外因的影响而忽略正气的决定性作用，对此一定要有清醒的认识。

260. 伤寒七八日，身黄如橘子色，小便不利，腹微满者，茵陈蒿汤主之。

与阳明中寒相似的病机，正气不盛合并慢性病理改变。明显的消化系统功能不良，病情较深重，可能伴有明显肝功能损伤，用茵陈蒿汤利湿驱黄。茵陈蒿汤属寒凉药性，虽然力量较弱，但选择病例仍要注意不能虚如太阴病。

临床新生儿黄疸，大部分属于正虚邪滞，贸然应用茵陈蒿汤，正气受伤，胃肠吸收、蠕动停滞，不仅祛黄效果不好，反而容易出现腹泻、哭闹等情况，甚至诱发其他严重问题。所以临证一定要讲究病机，切不可单纯对症。茵陈五苓散、茵陈四逆汤都是治疗黄疸的常用方，我们用五苓散治疗此类黄疸，效果也不错。

261. 伤寒身黄发热，栀子柏皮汤主之。

肥栀子（十五个，擘） 甘草（一两，炙） 黄柏（二两）

上三味，以水四升，煮取一升半，去滓，分温再服。

与上一条部位相同，病情较浅，机体功能正常，没有茵陈蒿汤证明显的机体缺陷，用栀子、黄柏驱邪，甘草护正，组方原则接近少阳病黄芩汤。

262. 伤寒瘀热在里，身必发黄，麻黄连轺赤小豆汤主之。

麻黄（二两，去节） 连轺（二两，连翘根是） 杏仁（四十个，去皮尖） 赤小豆（一升） 大枣（十二枚，擘） 生梓白皮（一升，

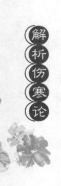

切） 生姜（二两，切） 甘草（二两，炙）

上八味，以潦水一斗，先煮麻黄，再沸，去上沫，内诸药，煮取三升，去滓。分温三服，半日服尽。

素有瘀滞湿热，有慢性病理改变，外感寒邪后，状态不佳的肝胆系统症状加重多会出现发黄。麻黄扩张体表的循环，连翘、赤小豆、生梓白皮化瘀针对基础问题，草枣姜针对潜在的内虚。

赤小豆、梓皮均能缓解循环问题，适于血瘀轻症。第106条桃核承气汤中桃仁、大黄适用于正气盛的血瘀证。蛴螬、土元、虻虫等有更强的软化血管、稀释血液的作用，辨证用于瘀滞病机均有满意的疗效。

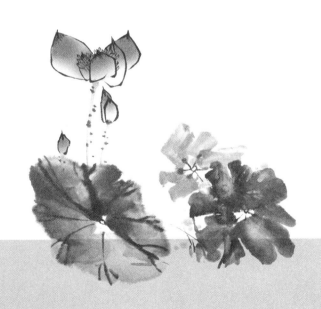

辨少阳病脉证并治

263. 少阳之为病，口苦，咽干，目眩也。

口苦、咽干、目眩均为感染后机体功能增强、与病邪相持抗争的表现，反映受到病原攻击管腔系统和内环境出现问题。与经典阳明病的阳盛阴亏不同，少阳病强调的是正气潜力不足、阴阳没有明显偏差的病理状态。

口苦、咽干是管腔系统感染后蠕动不畅的表现，目眩和下一条文的双耳不闻则是全身血管顺应性下降的反应，都是少阳病潜在正气不足的基础上出现感染的问题，切不可与《内经》少阳胆经混为一谈。

264. 少阳中风，两耳无所闻，目赤，胸中满而烦者，不可吐下，吐下则悸而惊。

少阳病虽然发病后表现抵抗力增强，但仍然强调的是潜在的体虚因素，所以不能随意攻邪伤正，以免出现心悸、惊厥这样的正气虚弱表现。

潜在的内虚，是指虽然全身功能增强，但潜力有限，随时可能出现基础功能衰退。所以治疗重点是驱邪护正，而不同于阳明病的驱邪护阴。少阳病是《伤寒论》由实转虚的节点，因为六经理论的干扰，形成的争议最多，是《伤寒论》被误解的重灾区。

临床实证属于少阳状态的比例较大，但大都归入太阳泻心汤、阳明中寒章节讨论。不知道是张仲景安排如此，还是后人传抄错误、混淆章节而成，导致少阳病篇篇幅明显偏小、六病概念出现误解。

265. 伤寒，脉弦细，头痛发热者，属少阳。少阳不可发汗，发汗则谵语。此属胃，胃和则愈；胃不和，烦而悸（一云躁）。

伤寒头痛、发热、脉弦细，反映全身正气不盛、组织血管僵化合并感染，为少阳体质出现太阳病病情。因为有正气不足的潜在问题，所以不能轻易发汗，以防伤害正气，导致病原扩散出现谵语、烦躁。

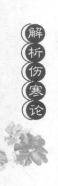

这样的病机常见于胃肠道，容易出现心悸、烦躁等症状，针对性治疗后迅速缓解。

弦为肝胆脉是《内经》脉法的内容，《内经》脉法中有关定位的内容既无科学根据，又无实践意义，现在仍严重干扰六病理论，学习《伤寒论》需要对此有清醒认识。

266. 本太阳病不解，转入少阳者，胁下硬满，干呕不能食，往来寒热，尚未吐下，脉沉紧者，与小柴胡汤。

柴胡（八两） 人参（三两） 黄芩（三两） 甘草（三两，炙）半夏（半升，洗） 生姜（三两，切） 大枣（十二枚，擘）

上七味，以水一斗二升，煮取六升，去滓，再煎取三升，温服一升，日三服。

此条描述了太阳病向肝胆部位少阳病的转变过程。平素肝胆部位薄弱，外感后迅速在此形成明显病变，邪盛正不虚表现脉沉紧，方用小柴胡汤抗邪护虚利肝胆。

小柴胡汤是少阳病的重要方剂，药物作用的敏感部位为肝胆系统。就是说小柴胡汤最适合治疗肝胆部位的少阳状态疾病，而不能用于肝胆部位的其他状态疾病的治疗。同样其他很多部位病变只要符合少阳病病机都可以治疗，见第 96 条太阳病小柴胡汤证条文，所以不能把小柴胡汤与少阳经络捆绑在一起。历史上关于少阳病争议最多，就是因为对这个问题认识不清。

小柴胡汤的组方最能体现张仲景的虚实观念，正气无明显衰退，用柴胡、黄芩驱邪；正气有偏虚倾向，必须要用"草枣姜参"维护正气，防止苦寒药物伤正。这是少阳病最重要的组方原则，是整个《伤寒论》理论由实到虚治疗方法转变的关键环节。

小柴胡汤属于清热剂，禁用于寒证，太阴、少阴等虚证也不宜应用，因为寒凉药物有加重血管挛缩和打击正气的副作用，第 98 条和第 99 条对比说明了这一问题。

《伤寒论》在正气未衰时就开始防护，太阴、少阴机体功能衰败后治疗重点转为扶正，构成完整严密的体系。近代尤其温病时代，学术界认识不到这个问题，黄芩汤等"草枣姜"尾坠被丢弃。少阳病正气未虚，不做防护也未必出现大问题，但严重的是这样的认知水平打断了《伤寒论》由实到虚的主线，导致《伤寒论》整体构架出现混乱。

因为把少阳病等同于少阳胆经，导致符合少阳病而不属于肝胆部位疾病的条文划入其他病范畴，直接造成《伤寒论》传承的混乱。

现代中医药效果不佳，正是因为传承过程中没有把一些基础问题搞清楚，导致整体理论结构混乱。

267. 若已吐，下，发汗，温针，谵语，柴胡汤证罢，此为坏病。知犯何逆，以法治之。

若连续误治，出现神昏、谵语为病情深重，正邪斗争形势发生变化，不适合应用小柴胡汤治疗，应按伤寒大法判断具体病机并给予针对性治疗。

神昏、谵语是正气亏、电解质紊乱、外源毒素大量进入内环境的表现，属于正气不支的范畴。小柴胡汤适用于全身多数部位属于邪盛正不亏的热证，不适于上述病情的治疗。

268. 三阳合病，脉浮大，上关上，但欲眠睡，目合则汗。

前文第 219 条三阳合病病情偏重于阳明病，此条则是阴液匮竭更加明显，阴液匮竭导致全身功能衰退，形势有向少阴病发展的可能。病机兼有白虎、承气和阿胶黄连汤证的特征，治疗可先用白虎补阴，病情缓解再用其他方法治疗。

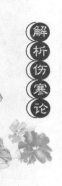

269. 伤寒六七日，无大热，其人躁烦者，此为阳去入阴故也。

外感病程中出现烦躁并且机体已无力发热，提示病情由实转虚。

《伤寒论》中多次提到躁烦，均是代表病邪猖獗，刺激人体防御系统运作的表现，如果正气不足，预示病情加重。

此条文用感染后是否发热来界定虚实，用人体抵抗彻底停止来代表虚证，只要有防御活动就属于实证。与此条文相似，第7条也有以无热代表虚证的描述，第148条还有以"汗出"代表实证，都是类似的水平。但临床上这样的认识是错误的，这样判断的结果造成大量虚证被判为实证，处理错误导致严重后果。《伤寒论》虚实观念与之截然不同，张仲景不以防御反应是否出现来鉴别虚实，而是以功能不足来代表虚证，不仅太阴、少阴、厥阴属于虚证，而且是脉有虚象就判为里虚，要做护正处理。相对于此条文论述的观点，张仲景扶正的思想早已就有，所以说这些条文必定不属于《伤寒论》原文。

从《内经·至真要大论》到刘守真《素问玄机原病式》再到温病，这样的错误认识始终占据着传统医学的主流地位，大量的防御功能活跃，但六病辨证属虚属寒的现象被认为"热"和"实"，直接导致苦寒药物滥用、攻伐太过。

此条文本意是指随病程延长病情逐渐发展为机体功能衰退的虚证，是性质的改变，而"阳去入阴"的描述从语法上讲是部位的改变，仍然是定性与定位概念混淆的问题。

以下四个条文中均混入浓厚的经络理论气息，应该不是《伤寒论》原文，注意鉴别以防曲解文义。

270. 伤寒三日，三阳为尽，三阴当受邪。其人反能食而不呕，此为三阴不受邪也。

感染病病程中没有出现器官功能衰竭的表现，就不会出现三阴病情。整个条文仍然固执于逐日传经、先阳病后阴病的传经思维不能自拔，六经六病不分。

少阳病篇后四条都是支持传经理论的，这样的条文每一篇中都有几条，影响到全篇。

271. 伤寒三日，少阳脉小者，欲已也。

少阳病出现脉象由弦细转微弱提示病情好转。与上一条条文描述都带有明显的《内经》风格。

逐日传经的理论已经渐渐淡化了，但传统医学还是跳不出病变部位、发病时间对病情发展的束缚。少阳病见少阳脉是典型的《内经》脉法，《内经》脉法受经络理论影响有浓厚的定位思维，与《伤寒论》脉法只专注于定性明显不同。

272. 少阳病欲解时，从寅至辰上。

此条文属于典型的《内经》运气理论风格，临床实践没有实用意义，对重视个体虚实的《伤寒论》六病理论是严重的伤害。此版本《伤寒论》每章均有几条类似的描述，与《伤寒论》理论格格不入，扰乱了《伤寒论》主题。

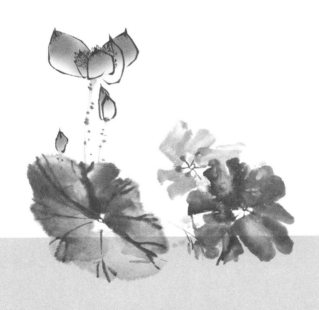

辨太阴病脉证并治

273. 太阴之为病，腹满而吐，食不下，自利益甚，时腹自痛。若下之，必胸下结硬。

太阴病是指人体功能轻度低下的状态，因为机体功能衰退先从胃肠道开始，所以常以上述表现代表太阴病。太阴病强调的是已经出现但还不严重的功能衰退，所以治疗原则突出扶正，避免应用攻击性疗法，以防正气衰退加重并形成更加严重的病理改变。

太阴病与《内经》太阴经络概念无关，之所以胃肠功能衰退常见，可能是相较于心、肺、肝、肾等重要部位，功能弱的部位先衰退有利于代偿。

腹泻、便秘和便秘腹泻交替都是太阴病常见表现。吸收功能衰退明显容易腹泻，蠕动功能衰退明显容易便秘。太阳病、阳明病鉴别涉及的"初头硬，后必溏"均是此类属于太阴病功能衰退的情况，一定要和机体功能亢进的情况鉴别清楚。

所以症状与虚实不关联，具体情况需要具体分析，《伤寒论》教授我们怎样透过复杂的表象找出至关重要的实质。

太阴、少阴、厥阴病，人体开始进入正气不支、全身功能衰退的状态。《伤寒论》既能认识到整体功能衰退的大形势，又能注意到消化功能最先衰退的局部差异。正常体质的人不良饮食习惯造成胃肠功能异常，早期因为身体健康、修复能力强，临床症状随修复完成而迅速消失。但随着不良损害反复作用，人体修复能力逐渐衰退，病理状态逐渐成为慢性状态持续存在。这种慢性状态与虚弱的机体正气形成平衡，出现太阴病的典型表现，如睡眠时手足心热、烦躁、盗汗等人体防御功能活跃的表现。随着正气衰退病理状态加重，出现现代医学所谓的严重疾病的可能性也越来越大，如慢性胃炎、胰腺炎、糖尿病、低血糖、胆囊炎、肝损伤、肾炎肾病、恶性病变等。

太阴病强调的是体虚正气不足，"阳明中寒"则强调慢性病理改变，临床上这两个方面的问题多会同时存在，所以从病机上讲它们是相似的状态。

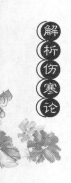

274. 太阴中风，四肢烦疼，阳微阴涩而长者，为欲愈。

太阴病出现四肢烦痛、脉象由微弱转为长大，属于正气逐渐恢复、循环状态好转、驱邪外出的表现，说明病情向好的方向发展。

慢性病理状态持续存在，与衰退的正气形成平衡，出现烦躁、多梦等修复伴发症状。人体功能增强时这种表现会更明显，可以作为正气恢复的征兆。

我们猜测顺应性差的组织对血液灌注量和力度变化的不适应都会有如此表现。"夜眠不安"和"不安腿综合征"等问题可能就是如此，我们依据病机，通过增强正气、调整病理改变的方法处理这些问题常有疗效。

275. 太阴病欲解时，从亥至丑上。

同其他六病篇章中的相应条文，太阴病已属于慢性难逆转病变，治疗很困难，想取得疗效还要依靠患者积极主动改正不良嗜好、建立良好的生活习惯。

276. 太阴病，脉浮者，可发汗，宜桂枝汤。

此条文描述的情况与太阳病篇中相关条文很相似，都是既可划为太阳病，又可划为太阴病。在太阳病中强调表证，在太阴病中则是侧重里虚的问题。

有体虚的问题，但在感染时还能积极抵抗，未出现明显的衰竭表现，可以用桂枝汤扶正驱邪。

桂枝汤攻防兼备，以守为攻，除非极重患者普遍可用。需要强调的是此处用桂枝汤只是指出太阴病的治疗原则是以扶正为主，如果身体大虚，急需护正，桂枝汤就病重药轻了。

桂枝汤只是治疗太阴病体质伴发的轻度感染，而从根本治疗太阴病则是一个漫长而艰巨的过程，必须仰仗医患的信任和配合。

277. 自利不渴者，属太阴，以其脏有寒故也，当温之。宜服四逆辈。

太阴病全身功能不良，局部水运失常是常见的病理状态。局部水液瘀滞容易影响吸收，出现腹泻，人体感受器功能衰退，所以少有渴感。辨证较五苓散正虚更严重，当用四逆汤之类温中扶正，增强人体循环运化能力。

与阳明病既可以有便干也可以有腹泻相似，太阴病吸收、蠕动、排泄能力均减弱，腹泻、便秘均为常见表现，切不可把太阴病与"腹泻"捆绑，只有深刻认识病机才能不被表象困扰。

腹泻在少阴病篇中也是常见的症状。为什么同样是功能衰败、吸收不良的腹泻却归为不同的篇章中？因为少阴病中不仅有腹泻，还有其他更广泛、更严重的功能不良的表现，所以说《伤寒论》中太阴病和少阴病是很相似的两种状态。太阴病通常指轻浅的功能不良，而少阴病指深重、广泛的功能不良。

"书读百遍，其义自见"，深刻理解《伤寒论》必须紧密结合临床，反复揣摩。《伤寒论》六病指的是状态而不是位置，后世却用《内经》经络理论来解释《伤寒论》，把张仲景科学定性理论曲解为定位内容，最终导致传统医学的衰败。

我们不敢轻易评价前人的对错，但我们要说的是中国传统医学理论中有极其优秀的内容，它所揭示的真理可能已超过现代人的认知水平，如果不能抢救出来，那将是整个人类的损失。

278. 伤寒脉浮而缓，手足自温者，系在太阴。太阴当发身黄；若小便自利者，不能发黄。至七八日，虽暴烦下利，日十余行，必自止。以脾家实，腐秽当去故也。

太阴病正气虚弱，所以脉象无力；多伴有慢性病理改变，所以会出现脉浮、手足发热的表现；体质弱、反复出现感染也是常见的太阴病表现。人体全身功能偏弱，常见面色发黄，是营养不良、循环偏

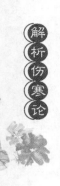

差导致的，如果胆道循环有问题也会形成明显黄疸。小便利者体质较好，症状表现轻微。

太阴病体质弱，但仍有抗邪能力，可能在病程中出现正盛驱邪之暴泄，特点是泄邪后自行停止。同样是腹泻，一定要分清是机体衰败、吸收停滞、黏膜破损、体内物质大量丧失，还是机体功能恢复、蠕动分泌加强、排出病邪。

279. 本太阳病，医反下之，因而腹满时痛者，属太阴也，桂枝加芍药汤主之；大实痛者，桂枝加大黄汤主之。

桂枝加芍药汤方

桂枝（三两，去皮） 芍药（六两） 甘草（二两，炙） 大枣（十二枚，擘） 生姜（三两，切）

上五味，以水七升，煮取三升，去滓，温分三服。本云桂枝汤，今加芍药。

桂枝加大黄汤方

桂枝（三两，去皮） 大黄（二两） 芍药（六两） 生姜（三两，切） 甘草（二两，炙） 大枣（十二枚，擘）

上六味，以水七升，煮取三升，去滓，温服一升，日三服。

太阳病篇中论述了太阳病误下导致的各种不良后果，均与个体体质有直接关系。此为本有里虚、胃肠虚弱的个体误下出现损伤的表现。

芍药加倍，类似于小建中汤，补虚养胃。如果症状明显，代表慢性病理改变严重，加用少量大黄促进蠕动清除炎性产物，以利修复。

两个组方均不适于急性寒证，但能用于"久寒"的治疗，临床不能混淆。

280. 太阴之为病，脉弱，其人续自便利，设当行大黄、芍药者，宜减之，以其人胃气弱，易动故也。

太阴病特点为正气虚弱，胃肠稳定性差，容易腹泻。如果有用大黄、芍药的必要也要减少用量，以防寒凉药物损伤正气加重腹泻症状。

减少用量是《伤寒论》中常用的方法，还有一种就是加用其他药物来降低药剂的副作用，这种方法在少阳状态的治疗中最有代表性，如黄芩汤、小柴胡汤组方中用"草枣姜"护正。

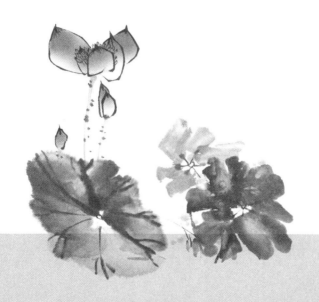

辨少阴病脉证并治

281. 少阴之为病，脉微细，但欲寐也。

少阴病脉象微细，反映人体处于正气不足、全身功能衰退的状态。

睡眠多是人体对正气不足的代偿，可以有效降低消耗，有利于机体应对危机。

少阴病常见脉象是微细，但不是说只有微细脉属于少阴病，所有脉象反映正气不足、功能衰退的病证都属于少阴病范畴。

282. 少阴病，欲吐不吐，心烦但欲寐，五六日自利而渴者，属少阴也。虚故引水自救；若小便色白者，少阴病形悉具；小便白者，以下焦虚有寒，不能制水，故令色白也。

少阴病全身多系统功能都处于衰退状态，消化功能衰退如恶心、无食欲、腹泻等较早出现，乏力、嗜睡等也是常见表现。烦躁是慢性病理状态存在、防御系统活跃的表现，虚证多会伴随存在。

全身功能衰退表现在小便异常有多种，一是小便清长，为肾小管水重吸收不足所致；二是小便白色混浊或便后有明显白色沉淀，为碳酸盐类重吸收不良导致；三是小便量少，是肾小球滤过能力低下的表现，临床都很常见。

少阴病阳气尚盛、阴亏严重则会口渴，属于水液亏竭，但感受器功能尚好，能够感受阴亏存在，例如黄连阿胶汤证；严重阴阳两虚则不渴，反应阳虚明显、人体感受器无法觉察阴亏的存在，例如附子汤证；类似的情况还有第202条"但欲漱水不欲咽者"，属于阴阳两虚轻证，既有水液不足，又有感受器功能退化的问题，所以渴感轻微。但渴与不渴属于主观感受，个体差异很大，所以此症状只是作为参考，不能绝对化，判断虚实还是要参照脉诊及其他病情。

283. 病人脉阴阳俱紧，反汗出者，亡阳也。此属少阴，法当咽痛而复吐利。

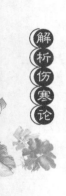

正虚邪盛脉象沉紧而微，汗出为应激反应，是少阴病重症、正气崩溃的征象。此"紧"非寒紧，而是应激导致的血管收缩，反汗出为代偿期向失代偿期转变的表现。除咽痛等原发病表现，一般还会有吐、泻、烦躁等阳气将脱的表现，需紧急处理。平时体弱多病，机体勉强维持在低水平状态，一旦感染就可能表现为功能衰败。

后世把发病即为少阴病称为"直中少阴"，正是受传经思想束缚的表现，传经论者认识不到虚实决定病情的问题。

284. 少阴病，咳而下利谵语者，被火气劫故也，小便必难，以强责少阴汗也。

少阴病阴阳两虚，本应阴阳双补，却用火法发汗的方式治疗，导致正虚的问题进一步恶化。阳气衰退导致原发病加重，出现谵语、下利不止等问题，阴液亏竭则会引致循环血量减少、膀胱收缩无力，出现尿少、排尿困难的表现。

张仲景对待人体正气，始终从阴阳两方面入手，防止出现偏颇，二分法的哲学眼光，总是能掌控全局，这就是哲学的伟大之处。

少阴病正气虚衰，治疗必以扶正为主，不可以轻易使用攻击性方法。民间治法基本没有补虚作用，所以虚证不宜应用这些方法。

285. 少阴病，脉细沉数，病为在里，不可发汗。

少阴病正气衰微，基本代谢都难以维持，治疗时必须以扶正为主，避免用攻邪消耗正气导致雪上加霜、机体崩溃。

即使有发热、脉浮的表现，也不能直接用麻黄汤汗法驱表邪，以防正气消耗、病情加重，对比麻黄附子细辛汤有助于理解张仲景深意。

"驱邪不伤正"是贯穿《伤寒论》全书的原则，代表了对"人体正气是维持健康主力"的深刻认识。

286. 少阴病，脉微，不可发汗，亡阳故也。阳已虚，尺脉弱涩者，复不可下之。

少阴病正气衰微，病情复杂。为避免亡阳危及生命，根本不会用麻黄汤或承气汤之类的方剂，如确实有发汗或疏通肠道的必要，也必须用不伤正气的方法。

驱邪要注意扶正，任何攻击性治疗都不能轻易应用。《伤寒论》任何措施都是针对病机，针对疾病的本质，而不是针对症状。

《伤寒论》中论脉很少关注脉位，这与《伤寒论》全身功能一致的认识是符合的。此条"阳已虚，尺脉弱涩"的正确理解应该是整体脉虚弱涩，代表机体阴阳物质衰竭且有严重病理问题。寸关尺三个部位的脉象是会有些差异，但总体来说是一致的，条文应该只是语法修辞上的需要，千万不可割裂理解。

287. 少阴病，脉紧，至七八日自下利，脉暴微，手足反温，脉紧反去者，为欲解也，虽烦，下利，必自愈。

少阴病平素脉微，发病后出现脉微紧、手足厥冷等正气受制的表现。随着病程发展，机体出现烦躁、下利、手足自温，并且紧脉消失、脉象恢复微弱，这是人体驱逐病邪、病情缓解的表现。

人体有很强的抗病修复能力，即使虚弱的个体，抗体、补体、非特异细胞吞噬、管腔排泄等抵抗力也始终存在，直至个体生命结束。我们可以用抗生素等外援来帮助机体应对感染，但一定要清醒地认识到自身功能才是抵抗疾病的根本。

288. 少阴病，下利，若利自止，恶寒而蜷卧，手足温者，可治。

少阴病下利，正虚邪盛之象，如果下利缓解、手足转温，提示正气虚衰的机体状态逐渐缓解，并且能够驱邪外出，所以治疗比较有把握。

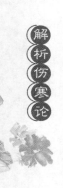

289. 少阴病，恶寒而蜷，时自烦，欲去衣被者，可治。

少阴寒证，恶寒而蜷缩，为正虚邪盛之象。出现烦热欲去衣被的现象，为防御系统冲击外邪的表现，代表人体还有部分功能，有很大救治的价值。

单纯的实证、虚证、寒证、热证都很容易鉴别，但因为防御系统活动可以出现在任何病机状态下，导致寒热虚实情况变得错综复杂，虚实错杂、寒热混杂甚至虚实寒热夹杂的病情非常多见。受《内经》"气实者，热也；气虚者，寒也"的影响很容易把这些情况都辨成热证、实证，辨证不清，疗效自然没有保证。

290. 少阴中风，脉阳微阴浮者，为欲愈。

典型的少阴病脉象是微细沉而无力，反映人体全身功能衰退、循环不良的情况。少阴病脉象由沉细逐渐转浮细，外周循环状态好转，表明人体衰败的功能渐渐恢复，可能是正气恢复、自愈的表现。

291. 少阴病欲解时，从子至寅上。

人体午夜以后机体功能逐渐转强，正气转盛，易于驱邪而病愈。但要注意此种影响很小，不足以影响病程变化。

具体病情变化由个体体质决定，而不是时间决定。

292. 少阴病，吐利，手足不逆冷，反发热者，不死。脉不至（至一作足）者，灸少阴七壮。

少阴病上吐下泻，但没有手足厥冷，体温正常或高于正常，为正气尚可，不至病危。如果出现脉不至，必然会伴有手足厥冷等症状，属于危象，必须扶阳救逆，灸法是常用的方法。

临床发热是很重要的抗感染表现，属于防御反应的重要组成部分，几乎存在于任何活体，感染不发热仅见于类似此条的身体机能不足的情况。所以《伤寒论》不用发热与否作为界定虚实的条件，因为虚实界限设定太低必然不利于尽早扶正。

《伤寒论》不仅以太阴病管腔功能不足为虚证，还能认识到很多潜在虚的问题，把防御工作大大提前，真正体现正气是抗邪主力的理念。

293. 少阴病，八九日，一身手足尽热者，以热在膀胱，必便血也。

病原感染应该全身功能增强出现发热，少阴病阴阳两虚，抵抗力虚弱，只能出现手足尽热的表现，为虚弱人体抗击病邪的表现。

身体虚弱、基础问题突出、病邪持续存在更容易出现各种组织损伤，消化道受累便血为常见表现。

"以热在膀胱"应该是后人注解混入正文，全书多处有类似现象。全身损伤的情况下膀胱当然也可以受累，但切不可把这种情况与少阴经络关联在一起，《伤寒论》六病和《内经》六经根本不是一回事。太阳病抵当汤证也有"以太阳随经，瘀热在里故也"，笔者认为都是后人误传的结果。

294. 少阴病，但厥，无汗，而强发之，必动其血。未知从何道出，或从口鼻，或从目出，是名下厥上竭，为难治。

少阴病正气虚衰，人体保护机制启动以保证重要器官的气血供应，表现为无汗、厥逆等症状，说明阴阳两亏已至相当严重的程度，此时急需扶正补充阴阳。这种情况下如果强行发汗，势同趁火打劫，必然导致机体功能彻底耗竭，出现"除中"这样的严重后果。

病邪入侵，机体抵抗不利，导致病原扩散，机体出现严重损伤。错误的治疗导致症状加重，表现为出血倾向，但具体出血部位不确定。《伤寒论》能在全身功能状态一致的整体观念基础上认识到局部的差异性，这也是我们认为《伤寒论》是医学哲学的原因。

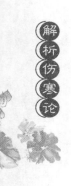

295. 少阴病，恶寒，身蜷而利，手足逆冷者，不治。

少阴亡阳证俱备，人体正气彻底衰竭，各部功能趋于停止，毫无机体功能活动的表现。

这种状态下人体对治疗的反应也很不可靠，一般来说医学手段已经没有什么意义了。

296. 少阴病，吐利，躁烦，四逆者，死。

人体在出现严重阴阳不足时会启动保护机制，表现为外围循环减少，以保证重要器官正气供应，类似于休克代偿期，见第294条解释。

如果局势进一步恶化，保护机制失灵，进入失代偿期，则会同时出现大汗出、大小便失禁、呕吐、烦躁、四肢厥逆等表现。

此条描述为生命最后阶段的表现。

297. 少阴病，下利止而头眩，时时自冒者，死。

少阴病气血两亏，下利症状停止后中枢仍有明显气血供应不足的表现，提示正气亏损严重，病情危重，治疗困难。

298. 少阴病，四逆，恶寒而身蜷，脉不至，不烦而躁者，死（一作吐利而躁逆者死）。

少阴病后期，人体功能彻底衰败，并出现躁动，属于回光返照、正气将绝，是为病危。

"不烦而躁"提示大脑皮层功能丧失，低级中枢活动不受控制，随时进入脑死亡阶段。

299. 少阴病六七日，息高者，死。

少阴病后期，出现呼吸功能改变，提示生命中枢功能衰竭，为濒死症状。

300. 少阴病，脉微细沉，但欲卧，汗出不烦，自欲吐，至五六日自利，复烦躁不得卧寐者，死。

少阴病脉微、欲卧、汗出反映机体功能处于崩溃边缘。病情发展又出现下利、烦躁，提示保护机制失灵，邪盛而人体机能彻底衰败，救治困难。症状描述的都是临终表现，与临床观察符合。

附子、肉桂等扶阳治疗只是激发机体的潜力，效果由个体基础状态决定，提高的程度是非常有限的。而真正的增强体质、培养机体的巨大潜力，必须是全身所有阴阳物质的共同提升。我们知道人体物质构成非常复杂，并且人体根本不接受高级物质，所以不可能直接全面补充。实际上我们只能补充各种低级营养物质，通过刺激人体自己合成所需的物质实现功能协调统一，所以扶正增强体质是一个循序渐进的过程。

正是因为正气的提升非常困难，所以《伤寒论》中更强调预防和早期处理，同时做好宣教，指导患者树立信心、积极配合、长期坚持，直至取得疗效。

中医"治未病"就是因为能认识到机体是决定健康的绝对主力，所以才会早期发现、早期调养，消除疾病于萌芽之中。

前述 7 条描述了难治、不治、死，反映出张仲景对医学的终极认识。《伤寒论》理论是个完整的系统，对疾病的认识非常深刻。机体衰败到一定程度，任何技术处理都无济于事。所以一定要注意养生，保持机体状态良好，而不是依赖医学技术，这样的健康观念对现代人同样有深刻的意义。

301. 少阴病始得之，反发热，脉沉者，麻黄细辛附子汤主之。

麻黄（二两，去节） 细辛（二两） 附子（一枚，炮，去皮，破八片）

上三味，以水一斗，先煮麻黄，减二升，去上沫；内诸药，煮取

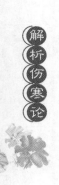

三升，去滓，温服一升，日三服。

少阴体质病原入侵，发热说明出现病原血症，脉沉反映机体功能衰退。可用麻黄、细辛发表，消除循环死角以辅助机体驱邪，但同时必须用细辛、附子扶正加强人体功能。并且这种方法只适用于少阴轻证，如果出现四逆等严重机体功能衰退的表现，就只能全力扶正，而不能用麻黄、细辛消耗正气。

病程刚开始即为少阴病是由患者的少阴体质决定的，历史上有"伤寒直中少阴"之说，正是六经理论的错误思想。正因为逐日传经的六经理论无法解释这个问题，捏造出这一名词解释这一现象，是一种典型的唯心思想。

传经论认识不到人体功能状态的差异性，认为发病后不同的表现是时间与病变部位主导的，忽视了不同体质对疾病转归的决定性作用。

302. 少阴病，得之二三日，麻黄附子甘草汤微发汗。以二三日无证，故微发汗也。

麻黄（二两，去节） 甘草（二两，炙） 附子（一枚，炮，去皮，破八片）

上三味，以水七升，先煮麻黄一两沸，去上沫；内诸药，煮取三升，去滓，温服一升，日三服。

此条较上一条扶正力度稍弱，是因为病程早期，可能还没有重要脏器受损，机体还有些抗病能力，但临床应该根据具体病情斟酌考虑用药，不要拘泥于条文。

《伤寒论》也有很多条文论述病情、病变位置随时间发展变化的情况，但仍是基于对个体体质的精确把控之上，与《内经》逐日传经关于时间与发病部位的论述有本质区别。

303. 少阴病，得之二三日以上，心中烦，不得卧，黄连阿胶汤主之。

黄连（四两） 黄芩（二两） 芍药（二两） 鸡子黄（二枚） 阿胶（三两，一云三挺）

上五味，以水五升，先煮三物，取二升，去滓；内胶烊尽，小冷；内鸡子黄，搅令相得。温服七合，日三服。

阴阳两虚有慢性病理改变，排除寒性挛缩存在。此条为少阴病阴阳两虚且以阴虚为主的类型，可见于体质稍好、病程长的热病。黄连阿胶汤用于治疗阴阳两虚偏阴虚的热证，组方用芍药、阿胶、鸡子黄护阴，黄芩、黄连调整黏膜病理改变，缓解血液瘀滞。

黄连阿胶汤与乌梅丸组方原则很相似，区别是后者属于阴阳两虚偏阳虚的热证，组方则偏于护阳。二者都是特征性很强的方剂，在《伤寒论》中有重要的意义。

304. 少阴病，得之一二日，口中和，其背恶寒者，当灸之，附子汤主之。

附子（二枚，炮，去皮，破八片） 茯苓（三两） 人参（二两）白术（四两） 芍药（三两）

上五味，以水八升，煮取三升，去滓，温服一升，日三服。

少阴病正气虚，表现为全身恶寒，背部与胸腹比较属于外围，与四肢发凉均为机体阳虚的常见表现。"口中和"提示没有阴亏，表明此为一种以阳虚为主的发病类型，应用附子汤或灸法扶阳即可。

机体阳虚多会伴随出现水液运化功能降低的表现，如蓄水、瘀血等，所以少阴病的治疗方中多加茯苓、白术以强化运化功能。并且张仲景认识到这种情况与真武汤病机同属阴阳两虚，所以处方中均以附子、芍药阴阳双补。同样的情况《内经》的思维则可能辨为阴盛阳衰，治疗做不到补阴。

同为少阴病，此条与上一条差异很大，附子汤证是经典少阴证，

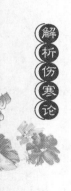

而上一条则更接近厥阴病，所以说六病是为更好划分体质、指定治疗方案而人为设定的，各病之间没有严格界限，很多还是相互交叉的，学习《伤寒论》要注意理解内涵，不能拘泥于概念。

305. 少阴病，身体痛，手足寒，骨节痛，脉沉者，附子汤主之。

少阴病阳虚体质差，外感寒邪，导致全身功能显著下降，正气不支、血循环不良，用附子汤扶阳利湿治疗。

此条描述与太阳伤寒相似而重，差别是正气虚实不同，相比于第301、第302条则正虚邪实的问题更加突出。机体功能衰弱，黏膜抗黏附和蠕动排泄能力不佳，病原体大量进入内环境；吞噬系统、抗体、补体效率低下，病原活性较高，脆弱的机体更容易出现严重的炎性损伤。

306. 少阴病，下利便脓血者，桃花汤主之。

赤石脂（一斤，一半全用，一半筛末）　干姜（一两）　粳米（一升）

上三味，以水七升，煮米令熟，去滓。温服七合，内赤石脂末方寸匕，日三服。若一服愈，余勿服。

少阴病阴阳两虚，全身组织功能低下、结构不良，易于受损，修复困难。此条以正虚无邪为主，与白头翁汤之正盛邪实大不相同，治疗以温补正气、局部收涩为主。

现代医学对这种疾病状态的认识与张仲景是有很大差距的。同样是机体自身出现问题，西医认为属于局部组织出现损伤，诊为克罗恩病、溃疡性结肠炎等，治疗也是应用激素等局部治疗。

张仲景关注的则是全身正气的消长和病理改变问题，认识到疾病的本质是因为正气虚衰明显、循环不畅严重导致局部病变持续存在。纠正这个病机状态就能促进机体快速恢复，如果上述病机问题不能解决，即使症状缓解也是表面的掩盖。所以张仲景能够准确把握事物的主要矛盾和矛盾的主要方面，而现代医学却只能停留在局部零散、孤立的认识上。

如果我们把现代医学的病理方法理解为质变标准，那么《伤寒论》的方法就是量化人体正气对这种病理改变出现的允许作用，关注的是量变。正气逐渐衰退的过程正好能反映出严重疾病的量变过程，这样不仅能把错综复杂的外因转变为对内因的判断，实现用脉诊的方法来判断病情，还有利于实行早期干预，从而避免不良后果的出现。即使在质变发生后，针对病机的治疗也能明显增加病愈的可能性，而只知质变不知量变则会使得预防缺乏针对性、治疗没有方向性。

现代医学对正气衰退认识不足（仅认识到严重情况，如心衰、休克等）和对轻微病理的忽视（不重视寒和热这样的病理改变），使得我们不擅长认识疾病发生发展的量变过程，也就不利于在疾病早期有效干预，不能充分发现、利用人类与生俱来的维持健康的能力；更不擅长认识问题明显但现代医学不能明确定义的病理状态，只能笼统地称之为亚健康状态。既谈不上针对性的治疗，有时甚至是茫然不知所措。

307. 少阴病，二三日至四五日，腹痛，小便不利，下利不止，便脓血者，桃花汤主之。

与上一条所述相同。消化道损伤，表现为腹痛、下利、便脓血；运化能力不足，导致机体水液潴留、小便不利。正气衰退，局部损伤不能自愈，用桃花汤补气温中促进组织修复。这种情况与细菌性感染差别很大，抗感染治疗没有作用。

《伤寒论》认识所有的临床问题都是以病机为基础的，能认识到全身功能衰退、局部组织损伤的问题，治疗当然是针对病机。而现代医学诊断为溃疡性结肠炎、克罗恩病等用激素类药物局部处理，认识上就显得肤浅了。

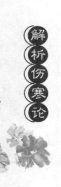

308. 少阴病，下利便脓血者，可刺。

同上一条，针刺及灸法也是有效的扶阳止泻的方法，并且作用迅速，不依赖消化道功能状态，临床常选百会、气海、足三里等。

309. 少阴病，吐利，手足厥冷，烦躁欲死者，吴茱萸汤主之。

吴茱萸（一升） 人参（二两） 生姜（六两，切） 大枣（十二枚，擘）

上四味，以水七升，煮取二升。去滓，温服七合，日三服。

此条文描述的是严重的管腔黏膜功能失调伴全身阳气不足，与阳明中寒之吴茱萸汤证局部问题相似，全身状态不同，治疗均为补虚散寒。

由此反映出少阴病与阳明病之间的联系与区别，见第 243 条。

310. 少阴病，下利，咽痛，胸满，心烦者，猪肤汤主之。

猪肤（一斤）

上一味，以水一斗，煮取五升，去滓，加白蜜一升，白粉五合，熬香，和令相得，温分六服。

少阴病阴虚明显、全身功能减弱，用猪肤汤滋阴、润燥、修复损伤。

此条特点为正虚邪不盛，故治疗以补虚为主，不用寒凉药物，以防损伤正气。

少阴病正气虚衰，即便有邪，也不贸用苦寒，所以少阴病中很多治疗方法都很柔和，反映出张仲景对机体自身功能的认可，和对技术方法固有局限性的深刻认识。

311. 少阴病二三日，咽痛者，可与甘草汤；不瘥，与桔梗汤。

甘草汤方

甘草（二两）

上一味，以水三升，煮取一升半，去滓，温服七合，日二服。

桔梗汤方

桔梗（一两） 甘草（二两）

上二味，以水三升，煮取一升，去滓，温分再服。

少阴阴阳两虚伴局部感染，属正虚邪微，用甘草汤护正利咽。必要时加用桔梗加强呼吸道分泌功能，以辅助驱邪。

此条较上一条症状局限，治疗也更加轻柔。

312. 少阴病，咽中伤，生疮，不能语言，声不出者。苦酒汤主之。

半夏（十四枚，洗，破如枣核） 鸡子（一枚，去黄，内上苦酒，着鸡子壳中）

上二味，内半夏，着苦酒中，以鸡子壳置刀环中，安火上，令三沸，去滓。少少含咽之；不瘥，更作三剂。

较上一条局部症状更重，阴亏明显，局部组织损伤严重，用苦酒汤润燥清咽解毒。

此病例体质类似于黄连阿胶汤患者，阴阳两虚，阴亏更突出。

313. 少阴病，咽中痛，半夏散及汤主之。

半夏（洗） 桂枝（去皮） 甘草（炙）

上三味，等分，各别捣筛已，合治之。白饮和服方寸匕，日三服。若不能散服者，以水一升，煎七沸，内散两方寸匕，更煮三沸，下火令小冷，少少咽之。半夏有毒，不当散服。

此为少阴寒证，少阴体质轻微外感，故用桂枝、甘草补阳散寒，半夏、甘草促黏膜蠕动以清除病原。

以上四条均为少阴轻证，组方治疗的原则值得我们借鉴。

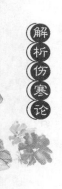

一、张仲景并没有用大剂量的苦寒药来攻击病原，只是用一些轻扬之药中病即止，是因为当时类似抗生素样的药物较少，还没有发现象金银花、薄荷等不伤正的药物。但最重要的是医圣深知无为而治的道理，不过度干扰正气，尽量依靠人体自行解决问题。

二、没有用大量的温补药物扶正，因为增强正气是个缓慢的过程，药物扶正容易出现很多相关的问题，所以不到危急时刻，避免峻补。

后世，尤其是到了温病时期，发现了许多清热解毒而又不伤正气的药物，如金银花、薄荷等。但同时对正气和循环状态的认识却严重退化，思维已经从利用正气抗病转向了利用技术，整体思维向现代医学靠拢，形成了"以己之短击彼之长"的局面，所以中国传统医学迅速落后于源自欧美的现代医学。

314. 少阴病，下利，白通汤主之。

葱白（四茎）　干姜（一两）　附子（一枚，生用，去皮，破八片）

上三味，以水三升，煮取一升，去滓，分温再服。

葱白有明显的散寒作用，能有效缓解局部黏膜的循环状态。此方用葱白代替甘草较四逆汤更突出补阳行阳之意，为挽救消化功能用药。

315. 少阴病，下利，脉微者，与白通汤；利不止，厥逆无脉，干呕，烦者，白通加猪胆汁汤主之。服汤，脉暴出者死；微续者生。白通加猪胆汁汤。

葱白（四茎）　干姜（一两）　附子（一枚，生用，去皮，破八片）　人尿（五合）　猪胆汁（一合）

上三味，以水三升，煮取一升，去滓，内胆汁、人尿，和令相得，分温再服。若无胆，亦可用。

此条明确描述白通汤的指征是下利、脉微，明显的阴阳两虚危象。如果再出现厥逆、无脉、干呕、烦躁，则属正气崩溃，是最危急的征候，治疗是在上方的基础上加用尿液和猪胆汁以补充电解质。

虽然理论上处理很恰当，大力扶正没问题。但病情类似现代医学休克、弥漫凝血、多器官衰竭等状态，遇此情况必须立即送医院抢救，以免耽误治疗。

316. 少阴病，二三日不已，至四五日，腹痛，小便不利，四肢沉重疼痛，自下利者，此为有水气。其人或咳，或小便利，或下利，或呕者，真武汤主之。

茯苓（三两）　芍药（三两）　白术（二两）　生姜（三两，切）附子（一枚，炮，去皮，破八片）

上五味，以水八升，煮取三升，去滓。温服七合，日三服。若咳者，加五味子半升，细辛一两，干姜一两；若小便利者，去茯苓；若下利者，去芍药，加干姜二两；若呕者，去附子，加生姜，足前为半斤。

少阴病阴阳两虚合并全身水液代谢紊乱，表现为消化道、呼吸道、泌尿系统等广泛受累，全身组织水液潴留，方用真武汤扶阳补阴利水。

历史上曾用"阳虚水泛"解释真武汤病机，与《内经》"阴盛则伤阳"近似，都混淆了人体阴阳和外界阴阳的关系，极易导致认识上阴阳割裂、治疗上偏于扶阳而忽略补阴。人体物质阴阳是高度统一的，特殊情况可以表现出一定差异，而认识不到阴阳统一，就无法深刻理解真武汤、附子汤都采用附子加芍药阴阳双补的组方含义。

此为水液代谢紊乱最严重的类型，较五苓散这样的局部水运紊乱累及范围要广泛得多，也严重得多。

现代医学出现类似表现习惯归结为静脉压、血浆晶体、肾脏滤过等零散的认识，不理会这些表现内在的联系。相比之下，《伤寒论》

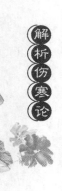

的整体论治就可能更有优势。

结合《伤寒论》认识真武汤"水瘀"是广泛而深刻的全身共同存在的病理状态，在此基础之上局部形成了现代医学能认识到的症状。《伤寒论》针对病机治疗可以使全身所有的相关问题得以改善，而现代医学对局部的细胞分子水平的认识却未必能给局部带来疗效，全身的改善更是无从谈起。

317. 少阴病，下利清谷，里寒外热，手足厥逆，脉微欲绝，身反不恶寒，其人面赤色；或腹痛，或干呕，或咽痛，或利止脉不出者，通脉四逆汤主之。

甘草（二两，炙） 附子（大者一枚，生用，去皮，破八片） 干姜（三两，强人可四两）

上三味，以水三升，煮取一升二合，去滓，分温再服，其脉即出者愈。面色赤者，加葱九茎；腹中痛者，去葱，加芍药二两；呕者，加生姜二两；咽痛者，去芍药，加桔梗一两；利止脉不出者，去桔梗，加人参二两。病皆与方相应者，乃服之。

阴阳俱虚，外感寒邪，正虚邪盛，既有面赤、外热的感染征象，又有干呕、下利、厥逆、脉微的正气虚衰表现。用方为四逆汤加重附子、干姜剂量，以加强护中作用。

传统医学始终以机体自身功能为维持健康主力，抗感染同样如此，这是少阴、太阴、厥阴等机体功能低下时治疗的主要方向。只有机体功能正常时，攻击病原或消除病理状态才会被提上议程。这是《伤寒论》的精髓，以人为本是中医的基本原则，现代医学认识不到这个问题。

318. 少阴病，四逆，其人或咳，或悸，或小便不利，或腹中痛，或泄利下重者，四逆散主之。

甘草（炙） 枳实（破，水渍，炙干） 柴胡 芍药上四味，各十分，捣筛，白饮和服方寸匕，日三服。咳者，加五味子、干姜各五分，并主下利；悸者，加桂枝五分；小便不利者，加茯苓五分；腹中痛者，加附子一枚，炮令坼；泄利下重者，先以水五升，煮薤白三升，煮取三升，去滓，以散三方寸匕，内汤中，煮取一升半，分温再服。

由于正气受到抑制，导致机体功能不良，也可以归属于少阴病，当然与正气虚弱的少阴病有很大的差异，治疗也明显不同。

四逆散以行气散郁为主，可以有效恢复局部病机状态、消除病证。四逆散证发病部位可以是呼吸、心脏或消化道，部位不同但病机相似是应用同一方剂治疗的基础。所以说病机的概念，是以全身状态一致的认识为基础的。

319. 少阴病，下利六七日，咳而呕，渴，心烦，不得眠者，猪苓汤主之。

猪苓（去皮）　茯苓　阿胶　泽泻　滑石（各一两）

上五味，以水四升，先煮四物，取二升，去滓，内阿胶烊尽。温服七合，日三服。

此条为全身阴阳两亏伴黏膜水液郁滞的表现，治疗以阿胶补阴，其余四种药物调整消化功能、清郁利水。

在类似五苓散的消化道状态基础上，逐渐出现阴阳两亏的表现，阳明病第223条属于早期阴亏不明显，此条则是后期正虚明显，病变累及也更广泛。阴阳两亏偏于阴亏，加阿胶护正，如果出现明显阳虚，还要加用补阳药，例如真武汤证。

所以说《伤寒论》六病理论通过这些典型示例教授我们判断病机的基本方法，实践过程中需要我们准确理解《伤寒论》后灵活化裁才可能适应千变万化的临床需要，而机械记忆《伤寒论》的经方是远远不够的。

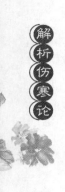

320. 少阴病，得之二三日，口燥咽干者，急下之，宜大承气汤。

发病不久就出现阴液已亏、阳气受限的重症，急下以救阴。此条必是平素正气旺盛伴脾约体质，感染后代谢增强、阴液消耗导致矛盾迅速激化进入第322条的状态，所以需要尽快用大承气汤纠正机体状态，恢复体内平衡。

用大承气汤，必须病机相符，切不可理解为发病2～3天，只要出现口燥、咽干就可以使用。

《伤寒论》每个组方和治则都是以病机为依据的，我们在学习《伤寒论》的过程中就是依靠这一原则鉴别是《伤寒论》原文还是后世混入的评语。

321. 少阴病，自利清水，色纯青，心下必痛，口干燥者，急下之，宜大承气汤。

与阳明少阳合病病机状态相似。攻击性较强的病邪占据黏膜，导致吸收功能丧失，出现心下痛、自利清水的表现；全身功能亢进，内环境阴液不足导致口干舌燥。治疗以祛除黏膜病邪、补充阴液为主，可酌情选用大承气汤。

判断病情一定明确身体健康、突然发病、脉象支持邪盛正实、舌象有助于判断黏膜功能障碍等情况，并且临床要做好宣教，取得患者的理解与支持，否则水泄病证用攻下剂极易引发误解。

322. 少阴病，六七日，腹胀、不大便者，急下之，宜大承气汤。

阳明大承气汤证没有得到及时治疗，阴亏问题继续恶化，形成的病机状态。阴液亏竭、人体功能受限而正气未溃，故用大承气汤驱邪大补阴液，此条病情近于阳明大承气汤证。

正气亢盛、阴液已亏但未影响阳气功能为阳明病；阴液枯竭且已明显抑制机体功能则归为少阴病，是由阳盛阴亏阳明病发展成的少阴病，通常还伴有全身厥冷、脉浮滑有力等表现。

此条文病情与真武汤、附子汤等主流少阴病差别很大，反映出《伤寒论》清晰地划分六病状态的标准。

323. 少阴病，脉沉者，急温之，宜四逆汤。

甘草（二两，炙） 干姜（一两半） 附子（一枚，生用，去皮，破八片）

上三味，以水三升，煮取一升二合，去滓，分温再服。强人可大附子一枚、干姜三两。

少阴病阳虚脉沉微，全身功能衰竭，属于临床危重证，四逆汤急补阳气。

324. 少阴病，饮食入口则吐；心中温温欲吐，复不能吐。始得之，手足寒，脉弦迟者，此胸中实，不可下也，当吐之；若膈上有寒饮，干呕者，不可吐也，急温之，宜四逆汤。

此条描述的是正气被外寒所遏制的病情，治疗当散寒、催吐、驱邪。

条文中强调的是正虚问题不突出，是临床应用吐法的必要条件，其实不属典型的少阴证，放在此处讲解有鉴别作用。《伤寒论》中的不典型状态有很多，六病之间也没有绝对界限，张仲景划分六病是为了让我们更好地认识虚实，实践中切忌咬文嚼字、囿于条条框框。

后半部分描述因局部水液郁滞导致干呕的情况。饮证即是虚证，应当补阳驱邪治疗，忌用吐法，以防伤正出现严重后果。相同的症状，不一样的处理，原因是虚实的不同。

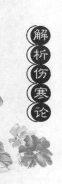

325. 少阴病，下利，脉微涩，呕而汗出，必数更衣，反少者，当温其上，灸之。(《脉经》云，灸厥阴可五十壮)

少阴病下利、呕逆、汗出、大便少次数多，脉象显示正气虚微，可以针灸百会温补正气。

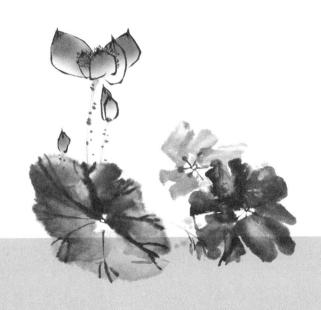

辨厥阴病脉证并治

326. 厥阴之为病，消渴，气上撞心，心中疼热，饥而不欲食，食则吐蛔，下之利不止。

此条为典型的厥阴病类型，属明显的阴阳两虚、全身功能衰退伴局部热证，治疗最为复杂，任何损伤正气的治疗都会加重病情。

厥阴病属严重的正气衰退状态，更侧重于热证。与少阴病，尤其是少阴病热化证在概念和内涵上并无本质区别。厥阴病病理状态属于热证，所以治疗中需要加用少量寒凉药物，而体虚又必然需要阴阳双补，这就形成了厥阴病寒热药物同时出现的组方特点。为强调这种组方原则的重要性，《伤寒论》从少阴病中另立出厥阴病篇。

少阳热病也是寒热药物互用，与厥阴病组方形式上有相似之处。但少阳病是实证，侧重驱邪；厥阴病是虚证，侧重护正。历史上关于二者的谬论很多，应该完全剔除以保证《伤寒论》的科学性。

《伤寒论》中典型厥阴病的内容很少，但实际临床中厥阴病病例却很多，基本都是严重的慢性病，所以一定要认真理解张仲景的组方原则。

厥阴病篇后半部分包含许多讨论厥、利、呕的内容，与《伤寒论》由病机推演症状不同，是由症状推断病机，类似于《金匮要略》的排列方式。内容分属于不同的六病状态，学习时要注意领会，不要误认为其都属于厥阴病的范围。

327. 厥阴中风，脉微浮为欲愈，不浮为未愈。

厥阴病正气不足，感邪后功能衰退明显，表现为沉脉。如果脉转为浮，则提示正气驱邪，病愈有望。

这是一种可能出现的情况，厥阴病病情复杂，脉象多变，一定要具体病情具体分析。

328. 厥阴病欲解时，从丑至卯上。

厥阴病为慢性病，病情错综复杂，必须要高明的治疗和精心的调

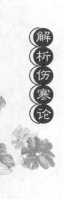

养才可能取得一定的疗效。

时间变化对病情的影响可以忽略不计，张仲景惜字如金，不应写入这么多明显与主题相悖的内容，可能是后世传经思想渐渐混入的。

329. 厥阴病，渴欲饮水者，少少与之愈。

渴是人体功能恢复的表现，补充水分对病情有好处，但要注意补液速度。患者厥阴体质机体功能虚弱、黏膜病理状态明显、运化水液能力有限，饮水速度较快很容易出现蓄水表现。

330. 诸四逆厥者，不可下之，虚家亦然。

厥逆病情本身就有很大体虚的成分，不可以随便攻下伤正。有明显体虚表现者更要避免攻下治疗。

331. 伤寒先厥后发热而利者，必自止，见厥复利。

下利而厥的病患出现发热、下利，厥证可能好转；如果厥证复现正气不支，下利症状也会反复。

厥阴病篇中用发热提示机体正气增强病退，厥逆代表正气衰退病进，用厥热胜复的表现来判断预后。

方法虽然粗略，但也有一定的参考价值。

332. 伤寒，始发热六日，厥反九日而利。凡厥利者，当不能食；今反能食者，恐为除中（一云消中），食以索饼。不发热者，知胃气尚在，必愈。恐暴热来出而复去也。后三日脉之，其热续在者，期之旦日夜半愈。所以然者，本发热六日，厥反九日，复发热三日，并前六日，亦为九日，与厥相应，故期之旦日夜半愈。后三日脉之，而脉数，其热不罢者，此为热气有余，必发痈脓也。

厥热胜复，热少厥多，提示机体功能衰退，病情加重。本该不思饮食，反而出现食欲好转的表现，可能是回光返照、正气将绝之象，文中称为"除中"。如果伴随食欲好转，其他功能也有改善，则可能是正气恢复、病情好转的表现。如果正气渐转盛，但感染症状没有消失，说明病邪较盛，容易出现严重局部损伤。

《伤寒论》中用时间的长短对比来反映正邪力量的变化，要注意领会精神，具体日期的判断则仅供参考。

333. 伤寒脉迟六七日，而反与黄芩汤彻其热。脉迟为寒，今与黄芩汤复除其热，腹中应冷，当不能食，今反能食，此名除中，必死。

机体感邪出现脉迟、发热为厥阴虚象，本应扶正治疗为主，反而误判为实证，给予黄芩汤治疗，错误的治疗导致人体彻底崩溃，出现"除中"危象。

此条应是典型厥阴病，即体虚热证误为少阳热证黄芩汤证，是虚实不清导致的常见错误。如果是少阴寒证真武附子汤证误认为黄芩汤，那更无异于杀人，从前后语境分析也不应该是张仲景在此条要谈的问题。

《伤寒论》中多处以"寒"代虚，此条"寒"是血管硬化、管腔不畅的慢性状态，明显不同于受寒引起的血管挛缩的寒证。正因为是慢性难逆转改变，所以不禁寒药。这种情况不论是张仲景本人把它归为"寒"还是后人篡改导致，我们都应该认识到这两种病理状态的巨大差异。所以我们把这种慢性改变称为"久寒"，相同情况还见于干姜黄芩黄连人参汤证等很多情况。

黄芩汤是少阳病的代表性方剂，强调少阳状态正气不虚的基础上伴发感染，治疗以清热去邪为主，用甘草、大枣护正以防出现机能衰退。此为厥阴病里虚合并感染，同样有发热、面赤之类的感染之象，但要注意的是机体功能处于明显衰退状态，治疗必以扶正为主，误用黄芩汤会造成病情恶化。所以说六病系统是以辨别机体虚实为主要内

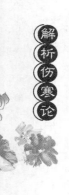

容的，始终强调正气在疾病发生发展过程中的决定性作用。

《内经》时代对寒热虚实的关系认识不够清晰，热病因为没有血管挛缩，出汗明显，容易出现阴液亏竭，推导出"热伤阴，寒伤阳"的论述。后世尤其温病则受困于此观念，把这种可能性绝对化，温病统统被论为阳盛阴虚，忽略了温病虚证，畏温病补阳如虎，成为温病理论严重缺陷。

认识不到《伤寒论》关于寒热与虚实关系的科学论述，仍然郁于热证即为实证的认识，忽略了虚热证，导致寒凉药物滥用，出现大量药源性损伤，严重损害了传统医学的形象。

温病不理解少阳"草姜枣"的用意，更理解不了虚热。遇到虚热证就是像《伤寒论》警告的那样错误治疗，结果可想而知。

现代中医脏腑辨证同样也没有清晰的虚热概念，这是严重的问题，是传统理论传承的失败。大量虚热或寒证病例被误判为热证实证，错误地用苦寒治疗，后果很严重！

334. 伤寒，先厥后发热，下利必自止。而反汗出，咽中痛者，其喉为痹。发热无汗，而利必自止。若不止，必便脓血。便脓血者，其喉不痹。

厥逆、下利属于功能衰退状态的表现，人体功能恢复出现发热时，厥逆、下利会缓解，还可能表现出汗出、咽痛、喉痹等症状。如果下利不缓解，则说明原发感染是在肠道而不是呼吸道，就不会有咽痛、喉痹的症状，并且肠道正邪相争容易出现便脓血等症状。

依据上下文逻辑判断，原文"发热无汗"应该是"发热汗出"之误。

厥热胜复，厥逆、下利为邪胜的表现，汗出、喉痹、咽肿痛、便脓血为正气好转的表现。可以理解为正气衰退时则进入全身功能衰败的状态，全身功能状态好转则只表现原发病的特征。

全身机能衰退固然可怕，正气转盛对于厥阴病也不容乐观，毕竟体虚严重，局部损伤也会很明显。

《伤寒论》通过简单的症状来判断患者正气的盛衰，是对脉诊的有力支持。

335. 伤寒一二日至四五日而厥者，必发热。前热者，后必厥。厥深者热亦深，厥微者热亦微。厥应下之，而反发汗者，必口伤烂赤。

此条描述为典型的热厥证，因外邪引发阳盛阴虚，阴亏到一定程度造成阳气功能受制出现全身厥逆，阳越盛阴越亏，所以表现热与厥同步的特殊表现，如白虎汤、大承气汤厥证。

此种厥病的特点是阳气不虚，但因阴液耗竭导致阳气郁滞不行。阳盛，所以采用清热补阴的方法治疗，如果错误地应用汗法，就会加重阴液亏竭状态，不仅不能祛除病原，还容易打击机体导致病情加重、炎症扩散。

热厥虽然表现为体表循环不良、皮温低，但不是受寒循环挛缩，而是循环血容量不足导致外围应激性收缩，所以热厥不忌寒凉药物，临床一定要辨别清楚。

《伤寒论》处理虚证的前提是明确虚实的性质，决定补泻，做到目标明确、有的放矢，实现"阴平阳秘"。这是《伤寒论》最重要的原则，任何时刻都要牢记在心，忘记就一定要吃亏！

336. 伤寒病，厥五日，热亦五日，设六日当复厥，不厥者自愈。厥终不过五日，以热五日，故知自愈。

同第 332 条，日期的长短对虚实判断有一定参考价值。

不厥者自愈是说正气渐恢复，病情向好的方向发展。但是厥阴病体质虚弱，病愈还是要经过合理治疗才可能实现的。

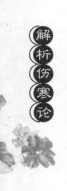

337. 凡厥者，阴阳气不相顺接，便为厥。厥者，手足逆冷是也。

厥逆的临床表现为手足部皮温低、循环差，类似于现代医学的休克。注意此概念与《伤寒论》厥阴病之"厥"毫无关系。

《伤寒论》中描述了两种厥证。一种为阳气虚弱不足以充满全身，在外围出现正气不足的表现，治疗用桂枝汤或附子汤之类扶阳。另外一种为阳气亢盛、阴液不足导致循环血量不足、外围循环不良的状态，治疗则应用白虎承气汤。

《伤寒论》中阴阳为常用的概念，主要用于分析构成人体物质的种类。阳侧重于代表功能大、数量少的物质，如激素等；阴则为代表功能小、数量大的物质，如水、电解质等。与现代科学的方法不同是不定指，是相对来讲的，相当于唯物辩证法的一分为二的方法，要求针对人体所有的物质进行分析，从而避免了忽视或遗漏。

阴阳始终是处于动态平衡的，阴阳不平衡都是外界刺激导致的，常见于感染状态，如大承气汤证、乌梅丸证等。人体物质构成非常复杂，现代医学对其认识也是远远不够，个别认识精确但整体是零散、静止的，而中医却因其哲学理念对物质有粗略而全面的认识。《伤寒论》更能全面深刻认识个体的物质性，从而决定了《伤寒论》医学实践的科学性。

笔者年轻时学习哲学，既不知道哲学有什么用，更不知道哲学怎么用，内心很是抵触。学习《伤寒论》后才明白哲学是帮助我们认识、解决复杂问题的工具，并且越复杂的问题越能显示出其优势。

338. 伤寒脉微而厥，至七八日肤冷，其人躁，无暂安时者，此为脏厥，非为蛔厥也。蛔厥者，其人当吐蛔。今病者静，而复时烦，此为脏寒。蛔上入膈，故烦，须臾复止；得食而呕，又烦者，蛔闻食臭出，其人常自吐蛔。蛔厥者，乌梅丸主之。又主久利。

乌梅（三百枚）　细辛（六两）　干姜（十两）　黄连（十六两）当归（四两）　附子（六两，炮，去皮）　蜀椒（四两，去汗）　桂枝（六两，去皮）　人参（六两）　黄柏（六两）

上十味，异捣筛，合治之。以苦酒渍乌梅一宿，去核，蒸之五斗米下，饭熟捣成泥，和药令相得。内臼中，与蜜杵二千下，丸如梧桐子大。先食饮服十丸，日三服，稍加至二十丸。禁生冷、滑物、臭食等。

此条描述了脉微肤冷而厥、病人烦躁，提示全身功能衰败严重。在此基础上出现呕吐，甚至吐出蛔虫，可用乌梅丸治疗。方用干姜、附子、桂枝、人参、当归奠定了乌梅丸方以峻补阴阳为主基调；细辛、蜀椒针对"久寒"，即慢性挛缩性的广泛病理状态；黄连、黄柏、乌梅应对局部热证。乌梅丸方是厥阴病的代表方剂，补虚基础上少量苦寒的组方原则是基于《伤寒论》对虚热病的深刻认识，也是被后世严重忽略的部分。厥阴病都属于慢性难治疾病，认识深度不够，治疗效果就不理想。

条文中提出"脏寒"一词，我们认为不是脏寒而是脏虚，属于前述第333条的"久寒"，不同于受寒引致的可逆性的血循环痉挛，结合组方理解应该是脏虚热。寒证不用寒凉药治疗既是《伤寒论》中的论断，也是我们在实践中的结论，所以必须明确此"寒"不是"禁用寒凉"的挛缩寒。不论是张仲景原文如此，还是后世误传，笔者认为都不宜用"寒"来称呼此类病理改变，以免混淆。后世寒热混淆、滥用寒药与此概念混乱不无关联，在这个问题上应该概念清晰，毫不含糊，立场鲜明。

"此为脏厥，非为蛔厥也。蛔厥者，其人当吐蛔"应该是混入的内容。条文强调的是全身机能衰退、容易呕吐，吐出蛔虫只能说明当时蛔虫感染率非常高，有无蛔虫对厥阴病情的判别没有任何意义。乌梅丸针对的是阴阳两虚热证而不是蛔虫，乌梅丸根本不是治蛔虫的方剂。

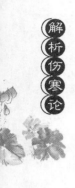

　　厥阴病属于广义的少阴病、正气虚的范畴，是正气虚、局部有热的虚热证，与典型少阴病虚寒证在组方原则上有微妙的变化。虚寒证的组方很容易理解，补虚与祛寒都属于辛温；而虚热证则不同，虚需要温补，但虚热证局部热证阴亏突出，不用苦寒又容易使局部症状加重，所以出现了特征性的组方形式"寒热互用"。圣人制定这样的规则就是要后人重视这种情况的特殊性。这种情况在老年病科多见，依法处置效果很好。

　　"乌梅丸方"与"黄芩黄连人参汤"组方相似，后世不能深刻理解虚热证的意义，局限于《内经》"实热虚寒"的论述，产生了"上热下寒"的解释，生硬地分成了上边实热证下边虚寒证，彻底混淆了寒热虚实，同时把《伤寒论》整体功能状态统一性原则埋没了。所以很多张仲景后的医案治疗虚热证都是补虚和清热截然分开，乌梅丸的组方原则名存实亡。当然最典型的还是《温病条辨》中基本没有虚热的概念，治疗中"热证不补虚"的问题非常突出。

339. 伤寒热少微厥，指（一作稍）头寒，默默不欲食，烦躁，数日，小便利，色白者，此热除也，欲得食，其病为愈；若厥而呕，胸胁烦满者，其后必便血。

　　正虚邪微表现为末梢循环不良、反胃、烦躁，逐渐转为小便利、尿色浅、有食欲，提示病情有向好的方向发展的可能。如果出现胸满、呕吐、厥逆，提示合并感染病情加重，正虚邪盛可能出现严重脏器损伤。

340. 病者手足厥冷，言我不结胸，小腹满，按之痛者，此冷结在膀胱关元也。

　　手足厥冷，查体发现下腹胀满、压痛，诊断为全身功能衰退，局部气血瘀滞、功能低下。

　　《伤寒论》认为全身功能一致，关系紧密的器官之间相似度更高，下消化道和膀胱生殖器官就是这样的关系，临床常见多为混合症状，有人消化症状明显，有人泌尿系统症状明显，侧重不同而已。

慢性病很多属于冷结病证，管腔系统与外界直接接触，出现症状最多且早，尤以脐周小腹多见，病程长者可出现全身表现。

这种情况基本都属于严重病变，与现代医学不同的是《伤寒论》着眼于全身，知道全身病机对局部问题有决定性作用，治疗也以全身病机入手，通过恢复正气消除疾病。与现代医学通过切除、放疗、化疗的治疗方法有很大差异。

临床这样的情况很常见，例如反复发作的痔疮，手术效果不佳，我们辨证为全身血瘀，应用全身调治很多都能根治。卵巢囊肿是现代妇科的常见、多发疾病，通常处理方法就是持续观察、必要时切除。用《伤寒论》的视角分析却大不相同，在全身状态不良的基础上出现的局部问题，可以处理局部问题，但必须同时处理全身问题，否则基础还在局部，问题很容易复现，如囊肿切除后复发率很高的问题。

我们对于全身病机一致性的认识是在不断地临床实践中得出的，如果处理全身问题，不仅局部病变没有了复发的基础，全身的相关病情都会缓解。例如我们用病机的观念调理慢性胃炎，患者的反馈就是痤疮、咽炎、月经不调都可能跟着逐渐好转。

所以《伤寒论》是紧密结合实践的科学，可以指导我们处理很多临床的疑难问题。

341. 伤寒发热四日，厥反三日，复热四日。厥少热多，其病当愈；四日至七日热不除者，必便脓血。

厥少热多，反映机体功能尚可，有病愈可能，如果发热多日不愈说明邪气较盛，可能会出现严重组织损伤。便脓血是指原发病加重，不同疾病具体症状表现不同。

体质虚弱，病情加重可能全身机能衰退；即使正气不衰，但机体抵抗力不足，也容易出现严重的局部损伤。所以一定要积极调治，防

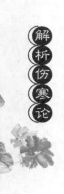

止病情恶化，同第 332 条文意。

342. 伤寒厥四日，热反三日，复厥五日，其病为进。寒多热少，阳气退，故为进也。

条文中用"热"与"厥"的时间长短来反映人体功能状态。热的时间长代表正气增强，厥的时间长说明机体式微、病情加重。这是粗浅的判断方法，可以参考一下，不宜做治疗依据。

343. 伤寒六七日，脉微，手足厥冷，烦躁，灸厥阴。厥不还者，死。

机体功能衰败危象，消化道用药效果很不可靠。可用灸法刺激机体功能，反应不佳者预后较差。

344. 伤寒发热，下利，厥逆，躁不得卧者，死。

四逆证危象，极度烦躁者病情更加危重。此处数条讨论病情为少阴死证的补充。

这样的问题处理起来确实很困难，但认识达到一定深度，总是能找到一些办法的。并且《伤寒论》的理念早期就能发现身体衰退的问题，及早干预就可能避免发展到危重局面。

345. 伤寒发热，下利至甚，厥不止者，死。

下利无度、肢厥肤冷对治疗没有反应者病危。

346. 伤寒六七日不利，便发热而利，其人汗出不止者，死，有阴无阳故也。

纯阴结初硬后溏，成型大便排出后出现腹泻，发热汗出不止，邪盛正危，正气虚衰。

347. 伤寒五六日，不结胸，腹濡，脉虚，复厥者，不可下，此为亡血，下之死。

厥症正气虚微，下法再伤正，极易致命。

348. 发热而厥，七日下利者，为难治。

正虚感邪，正气没有恢复的征象，治疗困难。

此条下利代表机体体力不支、功能丧失；如果机体渐恢复，驱邪外出，下利也可能病愈，所以一定要坚持以病机结合临床来判断病情变化。

349. 伤寒脉促（促，一作纵），手足厥逆，可灸之。

促脉反应脉数而不舒畅，邪踞致正气受限出现厥逆，可用灸法温通。

350. 伤寒脉滑而厥者，里有热，白虎汤主之。

热盛脉浮洪为实脉，伴随阴液以汗液的形式大量排出，病机转变为正气盛而循环血量不足，脉象转变为浮滑脉，反映动脉搏动充实有力，同时伴有血管应激性收缩。

这种病情如果不能迅速得到扭转，很快会因阴液不足导致机体功能急剧衰退，所以说白虎汤热厥是阳明病和厥阴病之间的一个有代表意义的节点。

热盛伤阴致血容量不足表现四肢厥逆者，可用白虎汤补阴液治疗。病情缓解、血容量恢复、应激反应消失，外周血管舒张产生"谷气下流"的感觉。

351. 手足厥寒，脉细欲绝者，当归四逆汤主之。

当归（三两） 桂枝（三两，去皮） 芍药（三两） 细辛（三两） 甘草（二两，炙） 通草（二两） 大枣（二十五枚，擘。一法，

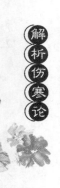

十二枚）

上七味，以水八升，煮取三升，去滓，温服一升，日三服。

此条为阴阳两虚的慢性病，可用桂枝汤加当归扶正，细辛、通草扩血管促循环改善体质。

临床常见体虚的人乏力、畏寒，核心功能不足的表现不如四逆汤等突出，所以用药也比较柔和。

平时坚持锻炼、合理饮食、忌生冷油腻，常获良效。

352. 若其人内有久寒者，宜当归四逆加吴茱萸生姜汤。

当归（三两）　芍药（三两）　甘草（二两，炙）　通草（二两）桂枝（三两，去皮）　细辛（三两）　生姜（半斤，切）　吴茱萸（二升）　大枣（二十五枚，擘）

上九味，以水六升、清酒六升和，煮取五升，去滓，温分五服。（一方，酒水各四升）

此条承接上一条，上一条强调阴阳两虚，此条更伴有明显的循环不良、组织僵化。因为伴有明显的血管顺应性改变，可在上一条基础上加用吴茱萸、生姜以缓解僵硬的血管。

此条病机状态与乌梅丸证有相似基础，都是广泛的阴阳两虚伴慢性病理改变，只是没有局部热证，所以不加清解药。

条文中的"久寒"是一种慢性病理改变，与急性循环挛缩有很大差别。慢性病机提到的"寒"基本属于此类问题，我们认为都应该称为"久寒"，以便与寒性挛缩区别。

353. 大汗出，热不去，内拘急，四肢疼，又下利，厥逆而恶寒者，四逆汤主之。

体虚外感或误用麻黄汤发汗导致机体功能衰竭，邪盛正虚出现热、厥、利、大汗，为四逆汤证。虚弱的机体对病原没有任何作用，却大量消耗了珍贵的正气，导致体虚问题更加严重。正虚邪盛，必须用四逆汤扶正以驱邪。

所以《伤寒论》反复强调一定要在正气充足的情况下，通过发汗增加与病原的接触取得疗效，否则无异于自毁。

正气衰微，纯守之势，四逆汤以守为攻。

354. 大汗，若大下利而厥冷者，四逆汤主之。

外感正虚邪实，机体功能紊乱，发汗不受控制，导致虚弱机体彻底崩溃。

正气衰弱，消除局部循环障碍没有任何意义，反而会加重正虚，所以禁用发汗治疗。

人体代偿机制失效，正气溃散，濒死征象出现，用四逆汤急补阳气。

355. 病人手足厥冷，脉乍紧者，邪结在胸中，心下满而烦，饥不能食者，病在胸中，当须吐之，宜瓜蒂散。

瓜蒂　赤小豆

上二味，各等分，异捣筛，合内臼中，更治之。别以香豉一合，用热汤七合，煮作稀糜；去滓，取汁和散一钱匕，温顿服之。不吐者，少少加，得快吐乃止；诸亡血、虚家，不可与瓜蒂散。

此条描述邪郁致厥，脉乍紧提示全身瘀滞，导致手足厥冷；胃肠蠕动停滞，出现心下烦满、饥不能食的表现。正气不虚为实证，可用瓜蒂散就近驱邪。

瓜蒂散作用强烈，只适用于身体健康暴饮暴食形成的急性改变，慢性病例体虚明显的患者不宜施用。四逆散也是一种常见的邪郁致厥的情况，与此部位不同，虚实不同。

这种紧脉与伤寒脉紧不同。后者是血管壁痉挛收缩，触诊特点是血管壁张力高，与此种脉浮有力、搏动不畅明显不同。

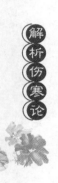

356. 伤寒厥而心下悸，宜先治水，当服茯苓甘草汤，却治其厥，不尔，水渍入胃，必作利也。

茯苓（二两）甘草（一两，炙）生姜（三两，切）桂枝（二两，去皮）

上四味，以水四升，煮取二升，去滓，分温三服。

此条属于蓄水证导致的"厥而心下悸"，治宜扶阳散水。而误诊为其他厥证，错误治疗必然导致病情迁延、恶化。此条通过一则误诊误治向我们讲解了蓄水厥证的表现和治疗方法，印象极为深刻。

《伤寒论》强调全身功能状态一致的原则，所以蓄水状态会同时累及多个系统。此条以循环系统蓄水为主要表现，出现心下悸的症状，应该早期正确治疗清除这种病理状态，否则可能很快即病情加重，出现其他系统症状，例如腹泻。

357. 伤寒六七日，大下后，寸脉沉而迟，手足厥逆，下部脉不至，喉咽不利，唾脓血，泄利不止者，为难治。麻黄升麻汤主之。

麻黄（二两半，去节）升麻（一两一分）当归（一两一分）知母（十八铢）黄芩（十八铢）葳蕤（十八铢，一作菖蒲）芍药（六铢）天门冬（六铢，去心）桂枝（六铢，去皮）茯苓（六铢）甘草（六铢，炙）石膏（六铢，碎，绵裹）白术（六铢）干姜（六铢）

上十四味，以水一斗，先煮麻黄一两沸，去上沫，内诸药，煮取三升，去滓，分温三服。相去如炊三斗米顷，令尽，汗出愈。

体虚外感，下法误治，出现寸脉沉迟、尺部无脉、手足厥逆、泄泻症状，均为核心功能无法维持、抗邪能力丧失殆尽、机体近乎崩溃的表现。这种情况下还有咽喉不利、吐脓血的感染症状，属于正虚邪盛、最危重的证候。治疗是在阴阳双补的基础上稍加苦寒，与乌梅丸组方相似。

体虚外感机体会挪用核心功能的能量以维持防御功能。此条体虚误治后核心功能已经没有代偿潜力，而抗邪仍然无法达到脉浮、外围循环充盈的效果，说明机体已经再无潜力可用。脉诊可以让我们快速准确地判断整个病理生理变化，为临床处置提供依据。

《伤寒论》描述正气不足的过程是分阳阴两条线展开的。如大承气汤、桃核承气汤、抵当汤、黄连阿胶汤、乌梅丸等是阳盛阴液亏竭发展到阴阳两亏的过程；桂枝汤、五苓散、真武汤、附子汤反映阳气渐亏发展到阳气大虚的过程。后世误解了《伤寒论》六病理论，而局限于《内经》"实热虚寒"的误区，就把很多虚证、寒证误判为实证、热证。所以反映阳气逐渐衰竭的变化过程和反映阳盛阴虚之后的阴阳两亏是被严重忽视的，温病以"卫气营血"针对正盛邪实发展到阳盛阴亏的演进过程作为理论的主体。

除《伤寒论》之外的中医理论，尤其是温病理论保留了几乎所有《内经》的错误，所以直到现代中医理论仍然对虚和寒的问题认识不足。也就是说我们现代中医基本是停留在《内经》层次的，如果我们能够批判继承传统医学经典，从而达到《伤寒论》的水平，中医必将有一个质的飞跃。

358. 伤寒四五日，腹中痛，若转气下趣少腹者。此欲自利也。

腹中正邪交争出现腹痛，渐向下移动是肠道内容物排泄外出的表现。体实提示人体驱邪外出，病情缓解；体虚则表示吸收功能衰退，病情可能进一步加重。

359. 伤寒本自寒下，医复吐下之，寒格，更逆吐下；若食入口即吐，干姜黄芩黄连人参汤主之。

干姜 黄芩 黄连 人参（各三两）

上四味，以水六升，煮取二升，去滓，分温再服。

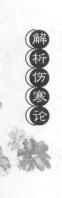

"伤寒本自寒下"讲的是患者本来正气偏虚、循环状态不佳，误判为实证用攻击性治疗，更容易加重病情，导致消化道功能进一步丧失。蠕动停滞导致呕吐，吸收能力丧失出现泄泻，均为正虚邪盛表现，所以要用人参、干姜扶正，黄芩、黄连疏通瘀滞循环，促进肠道蠕动排泄病邪。

本来是黄芩汤证，误用吐下导致正气受损，实热证转变为虚热证，用此方加强对正气的扶助，较之黄芩汤由驱邪为主转向扶正。

黄芩、黄连为最有代表性的寒凉药物，有明显的收缩血管和抑制正气的作用，不适用于虚证，禁用于寒证。所以此处"寒下"必不是过食生冷导致肠道痉挛的寒证，而是慢性难逆转的循环收缩硬化，笔者认为应该称作"久寒"，以区别两种不同状态。

临床有相同表现的病例更多见是虚寒证，舌苍白或青紫、脉弦微常见，可用理中汤或腹部物理热敷的方法，切不可用黄芩黄连方。这也就是少阴病寒证和厥阴病的区别。

此方介于黄芩汤与乌梅丸方之间，反映热病由实到虚治疗原则的变化，是《伤寒论》热病的关键节点，认真学习对理解《伤寒论》整体结构，尤其少阳、厥阴病有重要意义。

360. 下利有微热而渴，脉弱者，今自愈。

正邪抗争，邪气转微，正气渐渐平复，有望病愈。下利泄泻不止，脉浮大，正虚邪盛，预后凶险，第363、第369条就是如此。

361. 下利脉数，有微热汗出，今自愈；设复紧（一云设脉浮复紧），为未解。

下利脉微弱的情况下出现脉数，微热出汗，表示正气渐恢复，正气蒸腾，有望病愈。脉紧则为邪踞，正气抗邪不利，需继续治疗。

362. 下利，手足厥冷，无脉者，灸之不温，若脉不还，反微喘者，死；少阴负趺阳者，为顺也。

危重症补阳无效，并且症状加重者，没有治愈希望。

后边的少阴脉、趺阳脉属于《内经》三部九候脉法。原本三部九候通过增加诊脉采集部位更容易得出准确的分析结果，却因为混入了定位思想，冲淡了脉诊的科学性。失去了对全身功能状态一致性的认同，《内经》脉诊就失去了灵魂。

这种脉法与《伤寒论》全身一统的观念不同，应该是后世混入的条文，可以删掉。

363. 下利，寸脉反浮数，尺中自涩者，必清脓血。

下利脉浮涩表明平素虚弱的机体感染后仍然调动正气攻邪，但正气不足导致机体核心功能受到影响。

正虚邪实，机体抵抗力不强，极易出现组织损伤，所以治疗必以扶正为主，防止机体崩溃。

364. 下利清谷，不可攻表，汗出必胀满。

下利清谷是消化道吸收功能衰退的重要征象，蠕动、吸收功能同时衰退，吸收不良导致肠内容物顺着肠道滑出，是严重的虚证，一般还会伴有全身功能衰退的表现。

里虚寒、正气虚弱，这种情况即使合并感染存在表证，也不可以轻易发汗攻表耗伤正气。如果此时发汗，必然导致正气受损，肠道蠕动停止，出现严重腹胀，并且机体功能进一步弱化，更会生出其他变证。

365. 下利，脉沉弦者，下重也；脉大者，为未止；脉微弱数者，为欲自止，虽发热不死。

腹泻病出现脉沉弦提示邪盛，局部循环状态紊乱，故而下重。脉

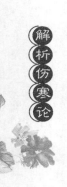

大提示正气亢盛抗邪，说明病邪未愈。脉微弱、数则是邪微、受损正气渐恢复正常的表现，预示病愈可能性较大。

这里脉微弱数是相对于前边的沉弦大而言，《伤寒论》根本没有单纯靠脉象来诊断病情的情况，完整的病史、查体都是必不可少的。如果没有前边的变化过程，而是接诊一个长期腹泻，脉诊微弱数，那就提示有严重病变了，结肠炎、癌变等问题都很有可能了。《伤寒论》用词很简练，一定要认真学习、反复研读、整体认识、融会贯通，才能保证不入歧途。

366. 下利，脉沉而迟，其人面少赤，身有微热，下利清谷者，必郁冒汗出而解，病人必微厥，所以然者，其面戴阳，下虚故也。

脉沉迟、下利清谷，伴随面赤微热，反映身体虚弱，罹患感染病。正气虽然虚弱，仍逐渐积聚冲击病邪，表现为体表扩张、循环增强、抗邪同时汗出。本身正气衰微，发汗又要消耗部分正气，并且增大循环容积，必将导致正气不足加重而出现末端微厥的现象。同样是有感染象，此条作者要强调的是体虚对治疗的耐受较差，所以治疗必以扶正为主，切不可盲目攻邪。

此条描述说明即使体虚也能抗邪，抗邪是重要的人体机能，人体的抗感染能力始终在工作直至生命终止。"戴阳"就是面红、发热、汗出等一系列抗感染表现，出现并不表示人体功能好，治疗一定要看到虚弱的本质，不可轻易攻伐。

热证可以导致虚证，体虚个体长时间泡热水澡后出现虚脱与此有类似机理，本来体虚机体勉强维持重要脏器功能，受热后毛孔扩张，能量向体表倾斜，必然导致重要脏器气血供应减少，出现头晕、心慌等体虚加重的表现。

367. 下利，脉数而渴者，今自愈。设不瘥，必清脓血，以有热故也。

脉数而渴，正气渐盛，病情有望痊愈，如果症状持续存在说明病邪较强，正邪交争不下，局部有可能出现严重组织损伤。

368. 下利后，脉绝，手足厥冷，晬时脉还，手足温者生，脉不还者死。

正邪斗争后正气消耗殆尽，形成正虚欲绝的局面。如果经过休养机体功能逐渐恢复、脉象好转，有救治成功的希望；相反表示机体功能衰竭，病危难治。

369. 伤寒下利日十余行，脉反实者，死。

长期患病，体虚腹泻、脉微弱，突然出现实脉，属于正气将亡，急危重症，抢救难度很大。

这种实脉是假象，与"回光返照"意义类似，可以见于部分患者。

如果体质较好，出现腹泻而脉象不虚，应属病邪瘀滞。少阳阳明腹泻就属于这种情况，与此条文所说病机相差较大，注意鉴别，所以虚实是决定诊疗的关键因素。

370. 下利清谷，里寒外热，汗出而厥者，通脉四逆汤主之。

甘草（二两，炙） 附子（大者一枚，生用，去皮，破八片） 干姜（三两，强人可四两）

上三味，以水三升，煮取一升二合，去滓，分温再服，其脉即出者愈。

此条久寒和热的概念同时出现，与第359条干姜黄芩黄连人参汤相似。外表有热象，实质是体虚有陈旧性病理改变，属于慢性病中常

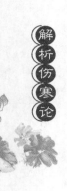

见的类型。

正虚外感，正气极虚无法承受苦寒药的打击，根本不固，盲目驱邪就是舍本逐末，故放弃药物抗邪，纯用补正，全力以赴扶持机体功能。

机体自身是健康的根本，所以扶正优先于驱邪，这条主线贯穿《伤寒论》全书。阳明病、少阳病，机体正气较盛，治疗以配合机体驱邪为主，驱邪手段大都对机体有些伤害，所以要采用多种手段对驱邪过程进行处理，尽可能降低对正气的损伤。太阴病、少阴病、厥阴病机体功能不足，扶正上升为主要方向，在保证正气不受打压的情况下酌情抗邪。如果属于危重症，正气极虚，即使有明显外邪，也要全力支持正气，抗邪必要待正气恢复，这是医学的根本目标，所有措施都围绕它展开。传统医学重视正气，但只有《伤寒论》能把这个问题讲解清楚并贯彻到底。

371. 热利下重者，白头翁汤主之。

白头翁（二两） 黄柏（三两） 黄连（三两） 秦皮（三两）

上四味，以水七升，煮取二升，去滓，温服一升；不愈，更服一升。

正实邪盛，此方相当于用抗生素辅助机体抗病原。此方组方原则不同于少阳黄芩汤，用苦寒药物而不防护正气，所以白头翁汤是为阳明状态立方，要求机体强壮，否则此方抑制正气的副作用可能会使抗感染诉求变成泡影。理解这个差异对于理解张仲景整体理论很有意义。

上述认识对现代临床工作有很大的指导作用。现代抗生素抗感染作用强大，毒副作用也非常小，但还是要依赖机体自身的抗感染机制来完成工作。所以应用抗生素必须同时注意调整机体功能状态，这样不仅能取得理想的抗感染效果，还可以消除基础问题，减少以后感染的可能。如果盲目依靠抗生素，无视机体功能逐渐衰退的严重问题，感染只能越治越重。

372. 下利腹胀满，身体疼痛者，先温其里，乃攻其表；温里宜四逆汤，攻表宜桂枝汤。

全身虚证合并外感，扶正为首要任务。此类情况，张仲景有如下几种处理方法：一是先扶正，随后酌情驱邪，如此条治疗；二是组方以扶正为主、驱邪为辅同时进行，如麻黄细辛附子汤、桂枝二麻黄一汤等；三是纯粹补虚，不用驱邪，此法仅见于正气极虚的情况，如第353、第370条。

这样的处理原则，反映出张仲景对机体正气的重视，所有的处置均以正气为着眼点。正气衰败，以扶持正气为工作重点，正气状态正常，工作重点转向抗邪，但仍然强调尽量不能损伤正气。这是贯穿整个《伤寒论》的原则，反映中医"以人为本"的思想理念。

373. 下利欲饮水者，以有热故也，白头翁汤主之。

正盛邪实之胃肠道感染，没有寒性挛缩病理存在，机体正气充盛，肠道蠕动主动加强排病邪，饮水补充机体损耗。用白头翁汤辅助机体抗感染，类似现代医学应用抗生素治疗感染性腹泻，是在保证机体抗感染功能的同时借用抗生素达到更好的抗感染效果。

此条与黄芩汤比较机体状态偏实，没有正虚的倾向，所以治疗也不强调护正，这样的组方差异是在深刻理解病机的基础上产生的。

《伤寒论》对抗生素类药物的认识值得现代医学深思，张仲景始终以正气作为抗感染的主力，可以利用抗生素类物质，但一定要清楚地认识到这些物质对机体正气的打压作用并且尽可能避免。这样的抗感染保健康理念对于解决超级细菌的问题有深刻意义。

临床腹泻想喝水未必是热证，五苓散、中寒腹泻脱水也会想喝水，是机体对亏水的代偿，治疗当然不能用白头翁汤。《伤寒论》时

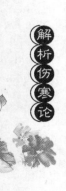

代也用症状来辅助鉴别病情，但反映实际病机的主要手段还是脉诊，所以圣人反复强调四诊合参。

374. 下利谵语者，有燥屎也，宜小承气汤。

大黄（四两，酒洗） 枳实（三枚，炙） 厚朴（二两，去皮，炙）

上三味，以水四升，煮取一升二合，去滓，分二服。初一服谵语止，若更衣者，停后服；不尔，尽服之。

此条用小承气汤与少阳阳明合病用大承气汤意义相同。必须明确的是正盛邪实，消化道积滞导致吸收不良出现腹泻。

"有燥屎"是错误的，应该是后人评语混入所致。临床有稀便与粪块共存的情况仅见于肠道虚寒、吸收蠕动功能不良的病例，功能亢进、阴液不足的情况下不可能出现这种表现。所以承气汤与"燥屎"捆绑是死搬条文的结果，和"热结旁流"一样都是穿凿附会的问题，都是不懂病机的表现。

谵语是脑功能紊乱的表现，各种病理状态都可以引起，承气汤证只是其中的一种，其他情况还有很多种，一定要具体问题具体分析，不可盲目应用承气汤。《伤寒论》处方依据的是病机而不是单纯的症状，切记。

375. 下利后更烦，按之心下濡者，为虚烦也，宜栀子豉汤。

下利后胃肠损伤，功能降低，出现嘈杂心烦的症状，上腹触诊体征轻微，正虚邪微，胃部轻微损伤，用轻柔药剂缓除。

但要注意栀子豉汤适用于热证，其他情况尤其是属虚寒证的病情不适合应用。

376. 呕家有痈脓者，不可治呕，脓尽自愈。

因为有脓疡而出现呕吐表现者，可能是管腔系统主动排泄病理产物的过程。不可轻易止呕，以免影响脓液排除，待脓液排完，呕吐自然会停止。

这种情况见于各种管腔系统疾病的排泄阶段，治疗的要点是创造良好的环境以帮助人体快速排除病理产物并完成组织修复。

常见的还有咳嗽、腹泻，都是重要的祛除病理产物的方式。临床必须掌控全局，解决机体不足，保证排毒顺畅，切忌盲目止泻、止咳。相同的症状一定要判断是实证还是虚证，是实证机体主动活动的表现，还是虚证机体崩溃、病邪猖狂的问题，然后采取对应措施，自然疗效显著。

此条还是在强调正气的作用，强调治疗应该顺应机体的功能，医生的职责要求医者对机体的状态有全面地了解，而不是迷信技术的力量。

377. 呕而脉弱，小便复利，身有微热，见厥者，难治，四逆汤主之。

体虚外感机体正气衰微，人体功能一触即溃，治疗以四逆汤峻补衰阳，以帮助机体渡过难关。此种都属于慢性病患者，体质虚弱，外感后虚象突出。有条件的要注意早期积极调治，避免危象发生。

378. 干呕吐涎沫，头痛者，吴茱萸汤主之。

吴茱萸（一升，汤洗七遍） 人参（三两） 大枣（十二枚，擘）生姜（六两，切）

上四味，以水七升，煮取二升，去滓，温服七合，日三服。

干呕、吐涎沫、头痛属于全身虚寒，全身血管处于僵硬挛缩状态，尤其消化道和头部更明显，这一点很容易由脉诊印证。治疗为温阳散寒，可以明显改善组织循环，方用吴茱萸汤补虚散寒顺逆。

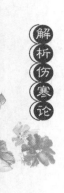

　　全身功能状态一致是《伤寒论》最重要的观点，也是与医学实践相符的科学理论。笔者在临床上一直坚持这一原则，很多疑难杂症都得到满意的解决。

　　传统医学对正气和循环状态的认识很精细，尤其是对早期细微的变化辨析入微，所以有很多现代医学治疗困难的亚健康状态用中医治疗有很好的疗效。但是对于严重的情况，传统医学也缺乏相应的认识，如各种肿瘤问题，单纯按照中医治疗容易延误病情。所以说脉诊是有局限性的，对全身循环的认识是侧重全身大体，对于局部精细改变的认识还是粗糙的。我们既要学习中医的长处，也要知其不足。

　　对于上述问题，笔者认为机体病机状态与疾病严重程度呈相关状态，越是正气虚弱、病理改变严重，越有可能出现现代医学的重症。据此我们在临床中对于体弱多病，脉象弦、细芤、迟等情况有针对性地做现代医学检查，根据结果选择合适的西医和中医治疗方式，兼顾疗效和花费，取得满意的效果。

379. 呕而发热者，小柴胡汤主之。

　　"呕而发热"应综合其他条件判断决定治疗方法。有类似表现的可能是小柴胡汤证，也可能不是，只有符合机体功能不虚的热证才可以应用小柴胡汤。

　　《伤寒论》条文简洁，必须保证在全文背景下才能理解真实机理，切忌断章取义。

380. 伤寒，大吐、大下之，极虚，复极汗出者，以其人外气怫郁，复与之水以发其汗，因得哕。所以然者，胃中寒冷故也。

　　大吐、大下、大汗后正气大虚，全身功能降低，即使还有畏寒、发热等表郁现象，也不能发汗治疗。因为发汗消灭病原的机理是为正气清除障碍，正气大虚，发汗根本没有任何正性作用。并且这种情形下消化、吸收、蠕动能力极差，口服不容易吸收反而容易呕吐。

此处所谓"寒冷"应是重虚，存在消化道水郁之义，是前述反复误治导致的，当然也有平日脾胃虚弱的基础。

消化道紊乱严重，常规口服用药方式无法应用，可以选择静脉输液、针刺、药物外敷，都可以避开消化道缓解病情，促进修复。

381. 伤寒哕而腹满，视其前后，知何部不利，利之则愈。

反胃、腹胀，可以是实证也可是虚证，综合全身情况判断问题所在，依法治疗即可。

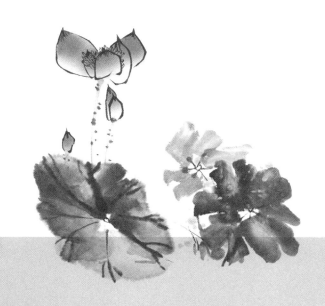

辨霍乱病脉证并治

382. 问曰：病有霍乱者何？答曰：呕吐而利，名曰霍乱。

突发上吐下泻，叫作霍乱。可由物理性刺激引发，如过食寒凉；也可由病原体诱发，如轮状病毒等。《伤寒论》强调的是一种机体功能紊乱状态，与现代医学的霍乱概念有差异，《伤寒论》霍乱外延更广、内涵更深刻。临床观察平时胃肠功能不佳是患病的重要基础，是患病的主要原因。《伤寒论》针对阳气虚衰的处理是正确的，值得我们学习。

关于上吐下泻，霍乱篇里关注的是阳虚的问题，是体质差、胃肠功能低下。吸收功能衰退导致水泄，蠕动功能衰退容易导致呕吐，水电解质大量丢失出现典型的临床表现，所以治疗的重点是扶助正气，如五苓散、理中汤。

临床上还有另外一种类型的呕吐、腹泻，即阳明少阳合病，是不同的病理状态。体质较强，蠕动受阻导致呕吐，吸收功能被抑制出现腹泻，处理以攻邪为主，与霍乱虚证有明显差异，需要认真鉴别。

383. 问曰：病发热，头痛，身疼，恶寒，吐利者，此属何病？答曰：此名霍乱。自吐下，又利止，复更发热也。

发热、恶寒、全身痛、上吐下泻叫作霍乱，如果下泄停止，可能会出现高热。此条描述的是消化道功能紊乱合并病原体感染，如果腹泻过早停止会导致大量病原入血，出现高热。

霍乱病消化道功能受损明显，黏膜的吸收、蠕动功能严重丧失，黏膜损伤，组织液漏入肠道，随消化道内容物大量排出体外，常迅速导致脱水。机体在大量丢失体液的同时，也同时缓解了肠道病原的聚集，减轻了病原体对黏膜的压力，对减少病原入血、减轻发热症状有一定作用。所以治疗的重点在于恢复消化道功能，而不是盲目止泻、止吐。

这种情况最常见的就是秋季腹泻，临床常用静脉补液防止脱水和中药促进吸收、蠕动功能恢复的方法治疗。针对胃肠功能紊乱，我们

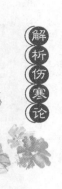

常用暖肚贴膏外用，呕吐症状缓解后五苓散或理中汤少量频服，吸收、蠕动功能恢复，脱水缓解、病原清除，吐泻自止。

384. 伤寒，其脉微涩者，本是霍乱，今是伤寒，却四五日，至阴经上转入阴，必利。本呕，下利者，不可治也；欲似大便，而反矢气，仍不利者，属阳明也，便必硬，十三日愈，所以然者，经尽故也。下利后，当便硬，硬则能食者愈。今反不能食，到后经中，颇能食，复过一经能食，过之一日当愈；不愈者，不属阳明也。

本条描述霍乱病的转归预后，包括正气恢复、病原被彻底排出、机体功能逐渐恢复正常的过程。

但字里行间充斥着传经理论，鼓吹时间和部位是决定病情的重要原因，背离《伤寒论》主题，应该是残缺的条文被后人补充所致。

《伤寒论》六病是人为划分的概念，各病之间有着复杂的联系，甚至还有相互交叉的情况，把六病关系绝对化会把科学的诊断工具变成束缚思想的桎梏。

385. 恶寒、脉微而复利，利止，亡血也，四逆加人参汤主之。

甘草（二两，炙） 附子（一枚，生用，去皮，破八片） 干姜（一两半） 人参（一两）

上四味，以水三升，煮取一升二合，去滓，分温再服。

四逆证利止提示病情缓解，用四逆加人参汤缓补。

此处涉及四逆汤和四逆加人参汤的病机差异，四逆汤突出快速补阳，后者则补阳速度慢且兼顾阴阳双补。二者是突击队和主力军的关系，突击队只带枪支弹药有利于快速行动，主力军则需要大量辎重粮草才有利于长期驻守。

辨证处方细致入微，疗效自然更胜一筹，医圣张仲景的境界让人叹为观止。

386. 霍乱，头痛，发热，身疼痛，热多欲饮水者，五苓散主之；寒多不用水者，理中丸主之。

理中丸

人参　干姜　甘草（炙）　白术（各三两）

上四味，捣筛为末，蜜和为丸，如鸡子黄许大。以沸汤数合，和一丸，研碎，温服之，日三服、夜二服；腹中未热，益至三四丸，然不及汤。汤法：以四物依两数切，用水八升，煮取三升，去滓，温服一升，日三服。若脐上筑者，肾气动也，去术加桂四两；吐多者，去术加生姜三两；下多者还用术；悸者，加茯苓二两；渴欲得水者，加术，足前成四两半；腹中痛者，加人参，足前成四两半；寒者，加干姜，足前成四两半；腹满者，去术，加附子一枚。服汤后，如食顷，饮热粥一升许，微自温，勿发揭衣被。

霍乱病机主要是全身功能不足，胃肠水液瘀滞，吸收蠕动功能失常。正气状态尚好、内环境亏水会口渴欲饮，用五苓散温阳散水以恢复正常消化道吸收功能；正气大虚导致全身水液运化停止则不会有渴感，是较五苓散更深重的阳虚水代谢紊乱状态，则用理中丸加强全身作用。

临床常见的是轮状病毒性肠炎，下面是通过与现代医学对比，分析两种医学体系认识和治疗上的差异。临床住院治疗者多为合并脱水病例，补液和抗病毒治疗是西医的主要治疗手段，但治疗后总有部分患者疗效不佳。我们应用《伤寒论》理念分析，患者都属于体虚胃肠功能虚弱的体质，是轮状病毒感染发病的重要基础。阳虚体弱、水液缺失、病毒感染是三大症结，现代医学依靠支持疗法等待机体自愈，对体质正常、阳虚不明显的患者有较好疗效，明显体弱阳虚的患者则可能迁延不愈。而认识到阳虚这一重要问题，就可以在西医治疗基础上突出提振阳气，疗效明显提高。同时把这种认识向患者传达，做好

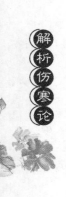

宣教，说明改善体质对防病强身的重大意义，不仅能够迅速治愈病毒感染，还可以有效改善体弱多病的基础状况。

阴阳二分法辨证是中医的诊断方法，张仲景在《伤寒论》中用于分析人体的物质构成，特点是能全面分析人体所有构成物质的质、量状况，不仅能认识到阴亏（水电解质不足），还能认识到阳虚（受到攻击表现的黏膜瘀滞、功能低下），从而保证了疗效。

《伤寒论》早期就能认识到阴阳两虚的问题并及早做出预防。现代医学只有到第389条的休克状态才会采取肾上腺素等手段，在之前只有水电解紊乱（低级物质不足）的认识，而认识不到阳虚的问题（高级物质缺乏），治疗当然不会补阳了，理论高度不同，疗效自然相差甚远。

现代医学对正常人体功能的认识很精确，很深刻，但却认识不到个体功能状态存在的差异，认识不到这种差异存在的医学意义，所以治疗也不会由此入手。而《伤寒论》六病理论就是专门针对这种差异，通过弥补人体功能不足、激发人体自身的防御反应达到健康的目的。

所以我们学习《伤寒论》，中西医结合，取长补短，近期、远期疗效都很显著。

387. 吐利止而身痛不休者，当消息和解其外，宜桂枝汤小和之。

病情缓解、正气受损表现为阳虚身痛不休，原因是正气不足、微循环不畅，以桂枝汤温补阴阳、改善循环，促进机体修复并尽快痊愈。

388. 吐利汗出，发热恶寒，四肢拘急，手足厥冷者，四逆汤主之。

此条病情类似现代医学的休克，全身功能衰败，重用附子扶阳，兴奋全身各脏器功能以渡过难关。虽有发热恶寒表证，但不能用辛温发表，以避免虚衰、阳气受损，加重病情。

389. 既吐且利，小便复利而大汗出，下利清谷，内寒外热，脉微欲绝者，四逆汤主之。

上吐下泻，必然导致阴阳亏竭，通常机体会启动保护机制，减少外围组织供应以保障中枢功能运行。应该表现为小便量少、汗少或仅有头汗出等征象，临床反而出现小便利、大汗出，为正气崩溃、保护机制失效、失代偿期的表现。体虚感染后表现正气欲绝征象，四逆汤急补阳气。这种情况相当于现代医学的休克状态，属于危重症。

现代医学是在机体出现类似的严重功能衰竭时，才会采用肾上腺素、多巴胺等药物提升人体功能的方法，此前并没有防护机体的概念。《伤寒论》则是在少阳病阳气不虚的情况下着眼于护正，太阴病出现消化功能不足时，治疗就已经转为扶正了。

相比于现代医学，《伤寒论》的防御是很讲究纵深的，而不是等到敌人站在家门口才想到防御。是否承认正气是维持健康的主要因素是中西医的差异。

390. 吐已下断，汗出而厥，四肢拘急不解，脉微欲绝者，通脉四逆加猪胆汁汤主之。

甘草（二两，炙） 干姜（三两，强人可四两） 附子（大者一枚，生用，去皮，破八片） 猪胆汁（半合）

上四味，以水三升，煮取一升二合，去滓；内猪胆汁，分温再服，其脉即来。无猪胆，以羊胆代之。

呕吐、腹泻均已停止，机体却出现正气衰竭征象，汗出拘急、脉微欲绝、全身功能衰竭，属于紧急状态，通脉四逆加猪胆汁汤急补阴阳增强机体功能、疏通循环。

本方与西药肾上腺素、多巴胺作用类似，均属于扶正的范畴。现

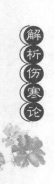

代医学应用吸氧、静脉通道、心肺复苏都是技术上的发展，为抢救提供了很多途径，理念上和《伤寒论》是一致的，都是帮助机体渡过难关。只是《伤寒论》扶正治疗介入得更早、更精确，目标也更广泛。

391. 吐，利，发汗，脉平，小烦者，以新虚不胜谷气故也。

霍乱将愈正气损伤，全身功能减弱，其中以管腔蠕动减慢导致腹胀、微烦最常见。

一般不用特殊处理，清淡饮食、腹部按摩、休息可以很快恢复。体质较弱、问题突出的患者也可以辨证施治，效果更可靠。

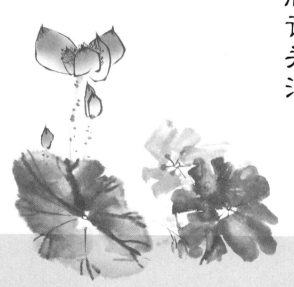

辨阴阳易瘥后劳复病
脉证并治

392. 伤寒阴阳易之为病，其人身体重，少气，少腹里急，或引阴中拘挛，热上冲胸，头重不欲举，眼中生花（花一作眵），膝胫拘急者，烧裈散主之。

妇人中裈，近隐处，取烧作灰。

上一味，水服方寸匕，日三服，小便即利，阴头微肿，此为愈矣。妇人病取男子裈烧服。

看症状像是天雄散证或六味地黄丸的指征，治法却莫名其妙。实在搞不明白此方用意，异性内衣近隐处到底有什么特殊物质，可以起到阴阳双补的效果？

病情复发后出现的问题仍然需要依法辨证、区别处理。病情复发最常见的原因有劳累、食滞、受凉等，都可能导致人体功能下降，残存的病原得以喘息，最终病情反复。所以清淡饮食、注意休息、防止受寒都是需要重点交代的出院医嘱。

《伤寒论》中治疗和预防思路是一贯的，都是通过提升人体功能状态实现健康目标。现代医学也强调日常调养锻炼提升自身状态，但是涉及治疗则把体质问题抛到九霄云外，基本只依靠医学技术手段，这是舍本逐末的表现。

现代医学认识不到体质对健康的决定性作用，治疗依靠纯技术手段，导致现代医疗费用高昂、疗效不明显，疾病越治越多、越治越顽固。

393. 大病瘥后劳复者，枳实栀子豉汤主之。

枳实（三枚，炙） 栀子（十四个，擘） 豉（一升，绵裹）

上三味，以清浆水七升，空煮取四升；内枳实、栀子，煮取二升；下豉，更煮五六沸，去滓，温分再服，覆令微似汗。若有宿食者，内大黄如博棋子五六枚，服之愈。

病情缓解后正气恢复不良，残余病原乘虚发作，用枳实、栀子、豆豉柔和地清理管腔系统常可奏效。

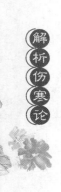

管腔系统是常见的病原入侵通道，并且缺乏体外免疫监督，所以最容易藏污纳垢。

很多病情复发都属于这种情况，所以根据具体身体状况采取合适的清除治疗常可奏效。

394. 伤寒瘥已后更发热者，小柴胡汤主之；脉浮者，以汗解之；脉沉实（一作紧）者，以下解之。

柴胡（八两） 人参（二两） 黄芩（二两） 甘草（二两，炙） 生姜（二两） 半夏（半升，洗） 大枣（十二枚，擘）

上七味，以水一斗二升，煮取六升，去滓；再煎取三升。温服一升，日三服。

病情复发，应当认真分析病机依法治之。常见病情复发多与身体瘀滞、排泄不畅有关，多可用小柴胡汤护正散瘀、促进排泄治疗。

脉浮发汗、脉沉实可下的处理属于笼统交代，具体治法还要药证相投。

395. 大病瘥后，从腰以下有水气者，牡蛎泽泻散主之。

牡蛎（熬） 泽泻 蜀漆（暖水洗去腥） 葶苈子（熬） 商陆根（熬） 海藻（洗去咸） 栝蒌根 （以上各等分）

上七味，异捣，下筛为散；更于臼中治之，白饮和服方寸匕，日三服。小便利，止后服。

大病愈后正气虚弱、全身循环不畅，导致水液潴流，用牡蛎泽泻散缓通外围循环通道。《金匮要略》部分还有很多治疗水代谢紊乱疾病的方剂，为我们治疗肾炎肾病性、心源性、营养性水肿等提供了广阔的临床思路。

同样是水肿，现代医学的认识集中在某一脏器，根据病理诊断确诊并开展治疗，如肾性水肿、心源性水肿等。而《伤寒论》则能认识到这些问题的全身性病机基础，通过对正气和循环的调整，优化人体的自身修复能力，使疾病痊愈。

这种不良循环问题是慢性基础状态的一种，方中药物如泽泻、蜀漆、葶苈、商陆都能用于改善慢性病理状态。因为类似的慢性病理改变代表很多严重的疾病，而改善这样的病理状态必然把这些严重疾病暴露于人体正气的攻击之下，为我们治疗这类疾病提供了完全不同于现代医学的方法。《伤寒论》《金匮要略》中有类似作用的药物还有很多，美好的前景吸引我们不断学习。当然相关的药物副作用都偏大，所以我们的探索还只是刚刚开始，进展也很缓慢。

396. 大病瘥后，喜唾，久不了了者，胃上有寒，当以丸药温之，宜理中丸。

人参　白术　甘草（炙）　干姜 （以上各三两）

上四味，捣筛，蜜和为丸，如鸡子黄许大，以沸汤数合，和一丸，研碎，温服之，日三服。

病后正气受损，局部运化失常，用理中汤温中利水，促进管腔系统功能恢复。与第355条瓜蒂散证有虚实差异。

大病愈后，身体会慢慢恢复到病前的状态。体质强健的个体不容易患病，即使患病也会迅速恢复，并且不容易遗留后遗症状。而体质弱的病患常有基础问题，疾病缓解后容易表现部分症状长期持续存在。如肺炎后期出现迁延不愈的咳嗽，因为主要是体质不佳、修复不良导致，炎症的成分很小，所以用抗生素治疗没效果。我们运用《伤寒论》六病理论分析具体病机并有针对性地处理，可以达到调整体质、快速清除残留问题、防止复发的目的。

《伤寒论》的伟大意义是不仅治疗急性病、局部病，还能调理全身广泛存在的慢性亚健康状态。对亚健康状态的精确分型、针对性处理是治疗及预防效果的保证，这就是《伤寒论》的高明之处。

现代医学对体质差异认识不足，对类似问题处理粗糙，更谈不上针对性，远期效果主要依靠患者对体质问题的自发认识。

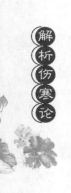

397. 伤寒解后，虚羸少气，气逆欲吐，竹叶石膏汤主之。

竹叶（二把）　石膏（一斤）　半夏（半升，洗）　麦门冬（一升，去心）　人参（三两）　甘草（二两，炙）　粳米（半升）

上七味，以水一斗，煮取六升，去滓；内粳米，煮米熟，汤成去米，温服一升，日三服。

大病愈后，正气衰退，机体功能不良，尤以管腔蠕动缓慢常见。治疗为在阴阳双补基础上加促进管腔蠕动的药物，以排邪、顺气、止呕。

此方加人参、麦冬扶阳益阴，以竹叶除烦生津，辅以半夏促进蠕动，共除残邪。

398. 病人脉已解，而日暮微烦。以病新瘥，人强与谷，脾胃气尚弱，不能消谷，故令微烦；损谷则愈。

大病初愈，正气未恢复，胃肠蠕动能力差，应该清淡饮食以利胃肠功能恢复。大量进食加重机体负担，引致腹满、微烦，适当应用清除肠道瘀滞、增强消化道运化能力的方法能有效缓解这个问题。

胃肠部不适、蠕动不良导致腹压增大，直接刺激、压迫心肺，产生心烦、心悸、呼吸困难等表现。另外也能通过神经系统反馈，刺激下丘脑，出现睡眠不安、多梦等神经紊乱表现，并且很容易诱发易怒、郁闷等情绪反应。

结束语

　　人类是位于生物进化金字塔顶端的生命体，结构精密合理，具有强大的抗病能力，这种能力在人类与疾病斗争中的地位无可替代，是维持人体健康的根本。中国传统医学从古代就认识到这一问题，通过优化机体功能达到祛除疾病的目的是贯穿整个传统医学史的不二法宝。

　　《内经》提出正气是决定健康的根本原因（正气存内，邪不可干），疾病源于正气不足或被阻隔（邪之所凑，其气必虚），恢复健康的手段是以调整复原正常状态（必去其血脉，阴平阳秘，以平为期）为主，传统医学为健康这一概念作出了科学严谨的阐述。

　　《内经》虽然确定了传统医学的方向和框架，但在具体细节却有很多不足：一、没有找到正确判定人体状态的方法，对人体正气差异的复杂性认识不足。二、对各种制约正气发挥作用的循环状态认识不准确。三、对阴阳五行等哲学概念的应用存在一些不足。四、夸大了次要因素，如气候、时节的作用。五、对药物的认识不够深刻。六、对脉学和望诊等方法认识不够清

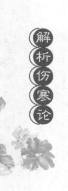

晰。所以《内经》时代处于经验医学阶段，对病情的分析、治疗粗糙模糊。

《伤寒论》批判性地继承了《内经》的精髓，以《内经》"阴阳二十五人"为基础提出"病机"的科学概念。科学、精细的体质划分和病理状态判定为个体化治疗提供了可能，是《伤寒论》疗效的保证。《伤寒论》六病理论是唯物辩证法在医学领域的成功实践，标志着传统医学理论进入巅峰状态，成为成熟的医学科学。

但纵观传统医学史，只有张仲景能够对前人做到批判性地继承，此后很少有人具备这样的勇气，批判甚至被认为是对前人的不敬。因为后人认识不到《内经》的问题，只能盲目用《内经》理论解释《伤寒论》，《伤寒论》的整体理论很快就变得支离破碎，其后传统医学发展急转直下，中医理论重回混沌状态。

《伤寒论》在传统医学史上的地位表面上备受尊崇，但事实上《伤寒论》整体理论是被埋没曲解的，伟大学术意义远远没有得到发扬。健康是与每个人密切相关的问题，医学是患者、疾病、医方的三方相互作用的过程，简单可靠的医学理论更有利于医患配合保证疗效。重新认识《伤寒论》不仅能够提高传统医学的地位，也必将促进现代医学的飞跃。我们希望通过本书浅述《伤寒论》与《内经》《温病条辨》以及现代医学的关系，还原《伤寒论》原本面貌，重塑传统文化形象，使古老的中华瑰宝焕发青春，为人类的健康事业贡献力量。